Kurt Mosetter

Reiner Mosetter

Wie der Rücken die SEELE und die Seele den RÜCKEN heilt

GOLDMANN

Buch

Körper und Psyche sind eng vernetzt: Jede körperliche Aktivität und Belastung hinterlässt ihre Spuren im Kopf, genauso wie Emotionen und Gefühle auf den Körper »abfärben«. So verkörpern unsere Haltung und unsere muskulären Bewegungsmuster das seelische und geistige Befinden. Ist dieses aus dem Lot geraten, etwa durch Depression, Trauma oder Angst, kann das für Rücken-, Nacken- und Schulterschmerzen sorgen.
Kurt und Reiner Mosetter erklären anhand verschiedener höchst spannender Fallbeispiele aus dem Praxisalltag, wie man die eigenen Schmerzmuster entschlüsseln kann. Dabei vereinen sich umfassendes medizinisches Wissen, Philosophie und praktische Erfahrung zu einem ganzheitlichen Ansatz der Schmerz- und Traumatherapie. Mithilfe eines ausgefeilten Tests kann der Leser persönliche »Stolperschwellen« aufdecken und so selbst regulierend auf das körperlich-seelische Befinden einwirken. Spezielle Bewegungsübungen, welche Muskeln und Faszien befreien, helfen dabei.

Autoren

Dr. med. Kurt Mosetter ist Arzt und Heilpraktiker. Er ist der Begründer der Myoreflextherapie mit integriertem KiD-Bewegungsprogramm. Zu seinen medizinischen Schwerpunkten gehören Schmerzbehandlung, neuromuskuläre Traumatherapie, neurologische und neurodegenerative Erkrankungen, Entwicklungsverzögerungen sowie Ernährungsmedizin. Kurt Mosetter ist Leiter des Zentrums für interdisziplinäre Therapien mit Standorten in Konstanz, Gutach und Freiburg im Breisgau. Enge Wege ging Kurt Mosetter mit Jürgen Klinsmann (2011–2016) sowie mit Ralf Rangnick in dessen Zeit als Trainer und Sportdirektor (TSG Hoffenheim; RB Leipzig).

Reiner Mosetter studierte Philosophie und Germanistik. Er ist Geschäftsführer des Zentrums für interdisziplinäre Therapien, wo ihm die unternehmerische und wissenschaftliche Projektkoordination obliegt. Seine Arbeitsschwerpunkte sind die Gestaltung von Aus- und Weiterbildungen. Er ist darüber hinaus Autor sowie Trainer und Berater für Myoreflextherapie.

Kurt Mosetter
Reiner Mosetter

Wie der Rücken die SEELE und die Seele den RÜCKEN heilt

In Zusammenarbeit mit
Sylvie Hinderberger

GOLDMANN

Dieses Buch ist bereits 2015 im Arkana Verlag erschienen.

3. Auflage
Vollständige Taschenbuchausgabe Dezember 2022

Wilhelm Goldmann Verlag, München,
in der Penguin Random House Verlagsgruppe GmbH,
Neumarkter Str. 28, 81673 München
produktsicherheit@penguinrandomhouse.de
(Vorstehende Angaben sind zugleich
Pflichtinformationen nach GPSR)

Umschlag: UNO Werbeagentur, München
Umschlagmotiv: FinePic®, München
Fotoproduktion: Tom Roch, München
Bildnachweis weitere Abbildungen:
© Theiss Heidolph: Seite 266, 267; Werner Mosetter Stiftung: Seite 273;
Martina Armbruster Kommunikationsdesign: Seite 274
Lektorat: Ralf Lay
Satz: Buch-Werkstatt GmbH, Bad Aibling
Druck und Bindung: GGP Media GmbH, Pößneck
Printed in Germany
SC · CB

ISBN 978-3-442-22361-9

INHALT

GELEITWORT
VON JÜRGEN KLINSMANN

In allen wichtigen Bereichen unseres Lebens denken wir heutzutage weitaus vernetzter und komplexer als früher. Sich nur auf einen Bereich zu fokussieren führt in den seltensten Fällen zum Erfolg, und das gilt sowohl für das Berufs- als auch für das Privatleben.

Man kann dies auch ohne weiteres mit dem Fußball vergleichen: Früher gab es Mannschaften, die sich fast ausschließlich auf die Defensive konzentrierten. Andere wollten vornehmlich mit ihrer Offensive gewinnen. Aber selbst wenn man diese beiden Bereiche miteinander kombiniert, führt dies in der heutigen Zeit nicht zum gewünschten Erfolg. Wir haben in den vergangenen Jahren gelernt, dass weitaus mehr dazugehört, um seine Leistung abzurufen: nicht nur körperliche Fitness, sondern auch Spaß, Energie, Kontinuität, Wohlbefinden, Persönlichkeit und Selbstbewusstsein.

Ich bin froh, dass dieses vernetzte Denken und die Bedeutung verschiedener Einflüsse endlich auch im Bereich der Medizin Einzug gehalten haben. Denn vor allem für unsere Gesundheit, unser wichtigstes Gut, brauchen wir verschiedene Sichtweisen, die wir kombinieren müssen. Wir brauchen eine umfassende Analyse und eine komplexe Behandlung. Ich bin der Meinung, dass gerade unsere Gesundheit viel zu lange vernachlässigt und auch viel zu einseitig betrachtet wurde. Vor allem unser körperliches, mentales und seelisches Befinden hängen stark voneinander ab.

Konzepten wie der Myoreflextherapie und der Schule von Kurt Mosetter ist es zu verdanken, dass wir uns heutzutage mehr Gedanken machen um unser Wohlbefinden und wissen, dass es sich hier um ein sehr komplexes Thema handelt, das dann auch vielschichtig behandelt werden will. Es ist zu wenig, wenn wir unsere Gesundheit nur wie unser Tor im Fußball verteidigen. Wir müssen offensiver rangehen, mit mehr Energie und auch mit viel mehr Wissen und Informationen.

Die Basis unseres Lebens ist die Gesundheit – und eigentlich ist es selbsterklärend, dass wir dafür nie genug Informationen haben und kaum genug tun können.

Jürgen Klinsmann

TEIL 1:
GRUNDLAGEN

DIE VERSCHLÜSSELTEN BOTSCHAFTEN UNSERES KÖRPERS

Die Mail von Herrn S. erreichte mich an einem Montagmorgen – als Vorabinformation. Sie enthielt eine Auflistung von sage und schreibe vierzehn Diagnosen: endogene Depression, Panikstörung, Fatiguesyndrom, chronisches Schmerzsyndrom, Lumboischialgie, Schreibkrampf, Rigor (Muskelsteifigkeit, wie beim Parkinson-Syndrom), Reizdarm, Okklusionsstörung, Bruxismus, Angina Pectoris unklarer Genese, Hypertonie, Hypercholesterinämie, Prostatitis, Burn-out-Syndrom. Entsprechend lang war die Liste der aktuell verschriebenen Medikamente, sie reichte von zwei verschiedenen Antidepressiva, zwei Muskelrelaxanzien und zwei Antibiotika über ein Schlafmittel, ein Sedativum, je einen Cholesterin- und Blutdrucksenker bis zu drei unterschiedlichen Schmerzmitteln, einem Magenschutz und schließlich einem Mittel gegen Hormonmangel. Fünfzehn Medikamente!

Der Patient, gerade mal 51 Jahre alt und damit kaum älter als ich selbst oder mein Bruder Reiner, erschien am Nachmittag desselben Tages in meiner Praxis. Verschiedene Fachärzte (Psychiater, Neurologe, Internist, Kardiologe, Orthopäde, Urologe, Gastroenterologe und Zahnarzt) hatten ihn bereits untersucht. In zwei radiologischen Fachpraxen, drei verschiedenen Abteilungen einer Universitätsklinik, einer Fachklinik für Burn-out und Depression sowie einem Kompetenzzentrum für psychosomatische Erkrankungen hatte Herr S. Hilfe gesucht. Jetzt saß er neben mir, und die Verzweiflung stand ihm ins Gesicht geschrieben. »Ich leide unter Aussetzern, bleierner Müdigkeit, Sprechschwierigkeiten, Schwindelgefühlen, Kopfschmerzen, Rückenschmerzen, Wadenkrämpfen, furchtbarer innerer Unruhe, Enge in der Brust, Gedächtnisschwierigkeiten, kann nicht mehr richtig schlafen, habe Durchfälle, Blähungen und muss etliche Male auf die Toilette, um Wasser zu lassen. Ich leide an Prostataentzündungen und kann nicht mehr richtig schreiben. Es ist, als hätte einfach jemand den Stecker rausgezogen. Es geht gar nichts mehr! Bitte helfen Sie mir.« Resigniert öffnet der Mann eine Tasche und legt seine Plastiktüte voller Medikamente vor mich auf den Schreibtisch.

»Glauben Sie, Sie sind so krank, dass Sie die alle brauchen? Und haben diese Sachen Ihnen bisher irgendwie geholfen?«, so meine mitfühlenden und doch provokanten Fragen.

»Ich weiß auch nicht«, antwortete Herr S. »Ich kenne mich selbst nicht wieder. Besser geht's mir mit diesem Zeug auf keinen Fall. Von Hilfe kann man da sicher nicht sprechen.«

Ich bat meinen Patienten, mir erst einmal in groben Zügen zu erzählen, was sich in der Vergangenheit so alles zugetragen habe und wie er überhaupt in diese Misere hatte geraten können. Schnell wurde klar, dass Herr S. ein außergewöhnlich leistungsstarker Mensch war – immer voller Energie und im Berufsleben ein absoluter Perfektionist. Als Führungspersönlichkeit war er es über Jahre gewohnt, rund um die Uhr zu arbeiten, zu organisieren, zu planen und zu koordinieren. Dadurch blieb immer weniger Zeit für die Familie und Freunde, für Sport, freie Wochenenden oder Urlaub, zum Essen und Schlafen. Drei Mobiltelefone, ein Laptop, unzählige Mails und Telefongespräche zu allen Tages- und Nachtzeiten, endlose Stunden im Auto, Flüge, Besprechungen, Termine ohne Ende ... All das verselbstständigte sich offenbar in einem immer schneller werdenden Strudel.

Je mehr wir gemeinsam seinen Alltag besprachen, umso deutlicher wurde uns, dass nicht unbedingt Herr S. selbst krank war, sondern eher seine Lebensumstände. Hier war auf mehreren Ebenen einiges aus dem Lot geraten. Aus dieser Perspektive erschienen die vielen Symptome plötzlich als Warnsignale und natürliche Reaktionen eines gesunden Organismus auf einen völligen Rhythmusverlust beziehungsweise entgleiste und krankmachende Verhaltensmuster.

Wenn solche sinnvollen Warnsignale falsch oder gar nicht verstanden werden und man noch dazu versucht, sie oberflächlich »wegzudrücken«, sind ernstere und gravierendere Störungen und Krankheiten die natürliche biologische Folge. Richtig verstanden jedoch verbirgt sich hinter dem Auftreten der einzelnen Symptome ein gemeinsamer Nenner – oder mit anderen Worten: die Wurzel allen Übels. Und gleichzeitig das Fundament für die mögliche Wiedergesundung an Körper, Psyche und Geist.

Bei Herrn S. hatten die Ärzte bisher immer nur versucht, die verschiedenen Symptome und Reaktionen des Organismus für sich zu beschreiben und dingfest zu machen, um anschließend entsprechend dem Pharmalehrbuch gegen jede einzelne Erkrankung vorzugehen. Doch weil sie weder die Entstehung noch die Entwicklung der Krankheiten berücksichtigten, hatten sie den Kampf schon verloren. Die Behandlungen griffen viel zu kurz und konnten daher nicht zu einer echten Verbesserung führen. Im Gegenteil: Sie wirkten sich sogar zusätzlich schädigend auf die Gesundheit des Patienten aus.

Das Muskelgedächtnis

Es klingelt, wir drücken auf einen Knopf, und die Tür öffnet sich: Die Therapie kranker Menschen wäre vermutlich um ein Vielfaches leichter, wenn unser Körper auch nach solch einfachen Prinzipien liefe. Doch leider – oder zum Glück – folgen wir keinen simplen Automatismen. Und daher braucht man bei der Behandlung von Krankheiten neben modernen Medikamenten vor allem auch viel Fingerspitzengefühl und ein umfassendes Wissen über die Strukturen im Körper. In sehr vielen Fällen sind die Stelle, wo es wehtut, und der Bereich, der den Schmerz verursacht, nämlich nicht identisch; sie müssen noch nicht einmal in unmittelbarer Nähe beieinanderliegen. Genau deshalb hilft es meist nichts, den schmerzenden Bereich isoliert zu behandeln.

Das gilt, auch wenn es einige verwundern mag, ebenfalls für seelische Tiefs. Sehr häufig sind nicht psychische Probleme hierfür verantwortlich. Stattdessen lässt sich der Ursprung der Symptome in vielen Fällen über körperliche Wege zurückverfolgen – zu einem Organsystem, das vermutlich nur die wenigsten mit unserem geistigen Befinden in Zusammenhang bringen: die Muskulatur. Die Muskelsinnessysteme sind das größte Wahrnehmungsorgan des Menschen und gleichzeitig sein entscheidendes Handlungs- und Ausdrucksorgan. Unser Muskelsystem trägt alles, was wir erlebt und erfahren haben, in sich und beherbergt einen wesentlichen Anteil des

Körpergedächtnisses. Sehr viele Verspannungen, Muskel- und Gelenkbeschwerden und verfestigte Körperhaltungen tragen somit seelische Konflikte und psychomotorischen Stress in sich – und drücken diesen aus. Über die Muskulatur können Ärzte und Therapeuten in die Erfahrungs- und Empfindungswelt ihrer Patienten einsteigen und sie »von innen heraus« verstehen.

Für Psychotherapeuten und Psychiater bedeutet dies, dass die Fülle an Muskelwissen und Körpergedächtnis nicht vernachlässigt werden sollte. Sehr viele vorsprachliche Erfahrungen und unbewusste Verhaltensmuster lassen sich über Sprache und kognitive Konzepte nur sehr schlecht erfassen. Speziell traumatische Erfahrungen sind häufig durch Sprachlosigkeit und die Entkopplung der Vernunft gekennzeichnet. Effiziente Psychotherapie verlangt unter diesen Umständen die Integration der Muskeln.

Gut geschulte Physiotherapeuten und Ärzte können über die Systemebene des Muskelwissens und die Regulation neuromuskulärer Spannungen die Gefühlswelt und das psychomentale Erleben sehr günstig beeinflussen und so häufig entscheidend zur Lösung seelischer Konflikt- und Spannungsmuster beitragen.

Spannung und Entspannung

So vielfältig die Muskelgruppen in unserem Körper auch scheinen mögen: In Aufbau und Funktionsweise unterscheiden sie sich nicht. Jeder Muskel besteht aus aktivem Muskelgewebe, das sich zusammenziehen kann (kontraktiles Gewebe). An seinem Ursprung und Ansatz besteht er aus passiveren, sehnigen Faseranteilen, über die seine Kraft auf die Knochen übertragen wird. Die einzelnen Muskeln und Muskelgruppen sind von Faszien umgeben, die sich an ihren Enden mit der Muskelsehne vereinen.

Vereinfacht dargestellt beginnt ein Muskel von einer knöchernen Struktur aus zunächst dünn und sehnig, geht dann in aktives, kontraktiles Gewebe über und wird zur Mitte hin immer dicker. Ab der dicksten Stelle, dem sogenannten Muskelbauch, wird er dann wieder dünner, bis er schließlich erneut sehnig an einer knöchernen Struktur endet.

Die tatsächliche Anordnung des Muskelbauchs ist je nach Lage des Muskels unterschiedlich. So haben zum Beispiel die Muskeln der Finger sehr lange Sehnen, wodurch sich die Kraft in den Fingern entfalten kann. Die Muskelbäuche befinden sich jedoch im Unterarm. Bei jedem Muskel lässt sich so die Gesamtlänge aufteilen in die Längenanteile der sehnigen, passiven Abschnitte und den Bereich der aktiven, dynamischen Fasern (relative aktive Muskellänge). Relativ sind diese Muskellängen nicht nur in Bezug auf die jeweilige Gesamtlänge, sondern auch im Hinblick auf das Funktionieren eines Gesamtsystems verschiedener Muskeln. Denn in unserem Körper tritt kein Muskel als Solist auf. An jeder Bewegung und jeder Körperhaltung sind stets mehrere Protagonisten beteiligt.

Wenn die Relation der beiden Längen zugunsten der passiven und zum Nachteil der aktiven Muskellänge verschoben ist, was eine Einbuße an Flexibilität, Beweglichkeit, Schnelligkeit und Ausdauer mit sich bringt, spricht man von einer relativen Muskelverkürzung – und damit einhergehend von einer relativen Dauerkontraktion mit erhöhter Ruhespannung. Beides wird vor allem durch eine dauerhaft einseitige Beanspruchung oder Überbelastung des Muskelsystems verursacht, wie sie im heutigen Alltag, den wir größtenteils im Sitzen verbringen, keine Seltenheit ist.

Doch zurück zur Muskellänge: Je weniger verkürzt die Aktionsbasis eines Muskels ist, desto besser ist seine Flexibilität und Integration in einem Gesamtmuskelnetz. Wird der gesamte, aufgedehnte Muskel aktiviert und wirklich genutzt, stellt sich der Organismus nämlich darauf ein. Dort, wo Muskeln benutzt und beansprucht werden, bildet der Körper feinste Blutgefäße (Kapillaren) aus, organisiert die Sauerstoffversorgung, erhöht die Anzahl der Mikrostrukturen in jeder Zelle, die für die Energiegewinnung zuständig sind (Mitochondrien), und produziert den biologischen Grundbrennstoff Adenosintriphosphat (ATP).

Wird ein Bereich des Körpers nicht (mehr) gefordert, die Muskulatur also nicht benutzt beziehungsweise beansprucht, ist es nicht notwendig, den Stoffwechsel auf hohen Touren laufen zu lassen. Der Organismus drosselt und spart seine Leistungsmöglichkeiten ein: Dadurch entsteht passives, sehniges Material anstelle von kontraktilen, arbeitsfähigen Muskelfasern – also ein relativ kurzer Muskel mit erhöhter Grundspannung.

Solch ein verkürzter Muskel ist aber natürlich weiterhin in ein größeres System eingebettet, das durch das Defizit entsprechend beeinträchtigt wird. So verlangt beispielsweise ein Sichstrecken und -aufrichten aus der sitzenden (Beuge)haltung, dass der Beuger nachgibt und sich entspannt. Sind etwa die Bauchmuskeln relativ verkürzt und in ihren Möglichkeiten fixiert, entsteht in der Aufrichtung im Rücken ein Schmerz, weil beide Muskelsysteme nicht miteinander, sondern gegeneinander arbeiten, indem sie sich gegenseitig bremsen.

Statt zu einer Aktivierung der aufrichtenden Rückenmuskulatur bei gleichzeitigem Loslassen und Entspannen der Bauchmuskulatur kommt es zu einer Aktivierung der Rückenmuskulatur, ohne dass die Bauchmuskulatur, also die Gegenspieler, loslassen.

Würde man die Bewegung dennoch ausführen, könnte dies Weichteilstrukturen, Gelenke und Nerven beschädigen. Daher sendet der Körper ein Signal: Schmerz. Er wird in den Bereich projiziert, der aktiv eine Bewegung ausführen will (hier die Strecker im Rücken). Das eigentliche Problem liegt jedoch an einer anderen Stelle: in der verkürzten Bauchmuskulatur.

Nach demselben Prinzip kann sich zum Beispiel auch eine Verspannung des Zwerchfells in Symptomen wie Kurzatmigkeit oder Magenproblemen äußern. Genauso können eine erhöhte Herzfrequenz und erhöhter Blutdruck hier ihre

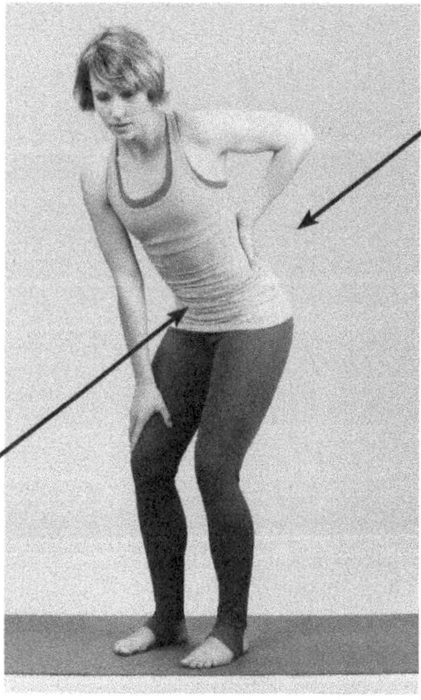

Ursache haben, weil das Herz, genauer gesagt der Herzsattel, direkt auf dem Zwerchfell ruht. Ist dieses nicht flexibel genug, hat das Herz weniger funktionelle Freiheit; es muss schneller schlagen und stärker arbeiten. Ein anderes Beispiel: Eine Verkürzung und Verspannung des Hüftbeugers (M. iliopsoas) führt zu Rückenschmerzen und Schmerzen in der Leistengegend. Sie beeinträchtigen den Harnleiter und verursachen Harnwegsinfekte.

***

Trotz alledem hält die Bedeutsamkeit des Muskel- und Fasziensystems für die Gesundheit sowie das körperliche und seelische Wohlbefinden in den akademischen Lehrsystemen der westlichen Hochschulmedizin bis heute einen Dornröschenschlaf. Zwar werden während der ärztlichen Ausbildung im Rahmen der deskriptiven Anatomie Faszien abgeschnitten und Muskeln präpariert, um ihren Verlauf vom Ursprung zum Ansatz zu studieren. Doch ohne das Zusammenspiel und die Synchronisierungsprozesse dieser Gewebe mit der neuromuskulären Steuerung und der Rückkopplungsschleifen mit dem Gehirn bleiben die wesentlichen Geheimnisse der Muskelwelten hinter einem Schleier verborgen. Nur langsam erkennt man die weitreichenden Bedeutungen dieses riesigen Organsystems und vor allem die Bedeutung der Faszien.

Gesunde und leistungsfähige Faszien müssen mit Flüssigkeit durchtränkt, also elastisch und geschmeidig sein. Immobilisation – auch partielle –, einseitige Alltagsmuster und Training in die Verkürzung sowie eine schlechte Ernährung dieses Gewebes ziehen Probleme auf mehreren Ebenen nach sich. Zu hohe fasziale Adhäsionskräfte, entsprechende

Verdickungen, Elastizitäts- und Spannkraftverluste sowie Energiemangel im System können mehrschichtige Schwachstellen, Verletzungsanfälligkeit, Verletzungen und Schmerzsyndrome mit verursachen und unterhalten.

Die Bindegewebshülle ist eben keine passive Struktur, die nur dafür da ist, die einzelnen Muskeln zusammenzuhalten und voneinander abzugrenzen. Die Faszien stellen vielmehr unser wichtigstes Wahrnehmungsorgan dar.[1] Die Kenntnis um ihr molekulares Innenleben sowie das der Muskeln hilft, viele Prozesse noch besser zu verstehen und die Wirksamkeit und Nachhaltigkeit von Behandlungen wie Übungen weiter zu verbessern.

Knotenpunkt Halswirbelsäule

Eine besonders wichtige Rolle spielt in diesem Zusammenhang der Rücken – und dort im Speziellen die Halswirbelsäule und der Nacken. Verspannungen in diesem Bereich können zu vielfältigen Beschwerden führen, denn die obere Halswirbelsäule ist bei sehr vielen körperlichen Funktionen beteiligt und nimmt auf zahlreiche Aspekte unseres Verhaltens Einfluss.

Die regelgerechte Funktion des Bereichs zwischen Hals und Kopf (craniocervicaler Übergang) ist unter anderem Voraussetzung für die freie Funktion und Innervation verschiedener Hirnnerven sowie Nerven für die Steuerung der Kopfdrehung und -neigung. Auch die Koordination von Blick- und Mundmotorik wird hier vernetzt. In der Region der Halswirbelsäule ist also nicht nur eine Vielzahl wichtiger anatomischer Strukturen eingebettet. Hier wird auch eine große Zahl bedeutender Leistungen vom Körper zum Gehirn (von peripher nach zentral) verschaltet und koordiniert – und umgekehrt.

Die Druck- und Spannungsverhältnisse der führenden Muskulatur der Halswirbelsäule haben entscheidende Auswirkungen auf unser Befinden:

- Wichtige Blutgefäße für die Versorgung von Rückenmark und Gehirn sind die Arteria vertebralis (die Wirbelarterie, ein Ast der Schlüsselbeinarterie) und die Arteria carotis interna (die große Hauptschlagader des Halses). Sie sind quasi eingebettet und behütet von den Muskeln des Halses. Sie können aber durch ihre Lage auch unter Druck kommen und regelrecht stranguliert werden. Dann ist das Gehirn nicht mehr optimal versorgt.
- Der Vagus (zehnter Hirnnerv) ist der größte Nerv des Parasympathikus, des Ruhesystems. Er reguliert die Aktivität der inneren Organe und sorgt für Ruhe und Entspannung im Organismus. Seitlich am Hals (unter anderem zusammen mit der Arteria carotis) zieht dieser Nerv in Richtung Brusthöhle. Wird es für ihn eng und kommt er unter muskulären Druck, generiert dies Unruhe und bremst die körperliche und seelische Entspannung.
- Ein entscheidender Außenreiz für die Produktion des Ruhehormons Melatonin ist das Tageslicht. Neue Forschungen haben gezeigt, dass außer Licht alle Informationen des Körpers und insbesondere der oberen Halswirbelsäule auf dem Weg zur Zirbeldrüse (Epiphyse), dem Produktionsort des Melatonins, den Rhythmus mitbestimmen. Neuroanatomisch wird die Zirbeldrüse nicht direkt angesteuert; vielmehr erhält sie ihre Stimuli zur Melatoninproduktion indirekt über einen Umweg und Verschaltungen der oberen Halswirbelsäule. Hohe Spannungen und Fehlstellungen

der oberen Halswirbelsäule führen so zu einer Irritation des Melatoninweges und damit zu Störungen des Schlaf-wach-Rhythmus und des inneren Zeittakts.

- Die Zungen- und Mundbodenfunktion, die Skelettmuskulatur unterhalb des Zungenbeins (infrahyoidale Muskulatur), die Stellung des Zungenbeins selbst, die Stimmbänder und die Schlund- und Sprechmuskulatur werden ebenfalls von der Muskulatur der Halswirbelsäule mitbestimmt. Genauso unterliegen die Zwerchfell- und Herz-Kreislauf-Funktionen diesen muskulären Kräften und neuroanatomischen Verschaltungen. Auch für eine reibungslose Steuerung des Sehens und einen Feinabgleich des Gleichgewichtssystems sind die muskulären Strukturen der Halswirbelsäule entscheidend.
- Der Nervus phrenicus (Zwerchfellnerv) entspringt dem Bereich der Halswirbelsäule und reguliert (innerviert) das Zwerchfell. Kommt er unter Druck und wird er irritiert, wird das Zwerchfell durcheinandergebracht. Die Atmung wird schwerer, das Herz hat weniger Freiheit ...

Von grundlegender Bedeutung für die komplexe Sinneswahrnehmung (Propriozeption oder Tiefensensibilität) ist in diesem Gesamtzusammenhang die Rolle der Muskel-, Faszien- und Gelenkrezeptoren. Sie melden Informationen über den Zustand und die Aktivität des Körpers an das zentrale Nervensystem, wo sie weiterverarbeitet werden können. Zwar tragen auch Sensoren in anderen Körperbereichen zur Tiefensensibilität bei. Doch die Dichte an dazu notwendigen Rezeptoren in der oberen Halswirbelsäule ist unvergleichlich. An diesem Knotenpunkt treffen Informationen aus dem ganzen Körper auf solche aus Hirnstamm, Basalganglien, Blickmotorik und Gleichgewichtssystem. Das visuelle, das Gleichgewichts- und das Bewegungssystem sind hier aufs engste ineinander verschaltet und funktionsgekoppelt. Hinsichtlich des Aufmerksamkeits- und Orientierungsverhaltens sowie der Handlungsmuster in eine vorweggenommene (antizipierte) Zukunft sind sie sehr fein aufeinander abgestimmt.

Bewegung, Ausrichtung und Erkennen von Bewegung stellen eine wichtige Grundlage aller weiteren Prozesse im Organismus dar. Für diese Grundlagenleistungen sind die Körperwahrnehmung (Somatosensorik) und das Gleichgewichtssystem von wesentlicher Bedeutung. Der eigene Körper kann dadurch als Bezugs- und Ausgangspunkt im Raum geortet, stabil gehalten und empfunden werden.

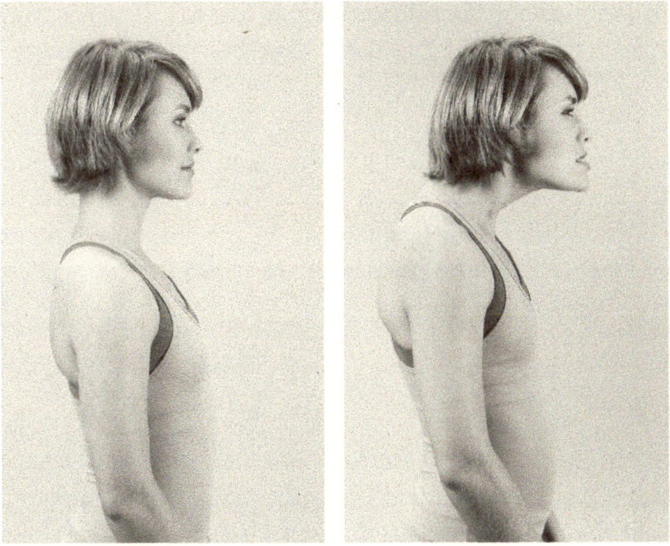

Wenn die Halswirbelsäule aus dem Lot ist

Spuren im Körper

Wenn bestimmte Körperregionen wie zum Beispiel der Bauch- und Nackenbereich verspannt und verengt sind, kann uns das auf vielen Wegen krank machen – bis hin zu psychischen Beschwerden. Genauso kann aber auch die Körperhaltung die innere Haltung sehr eindrücklich widerspiegeln. Muskulatur und Geist sind generell eng vernetzt, weshalb jede körperliche Aktivität und Belastung genauso ihre Spuren im Kopf hinterlässt, wie Emotionen und Gefühle auf den Körper »abfärben« – im Positiven und im Negativen.

Dabei ist es ein Stück weit egal, ob eine falsche Haltung von einer langen Autofahrt herrührt, vom vielen Sitzen am Computer oder von einer seelischen Belastung. Das Körperbild ist nahezu dasselbe: Der Körper ist gebeugt, das Genick ist verspannt, das Zwerchfell und der Brustkorb sind verschlossen. Jedes der genannten Körperbilder sorgt für Rücken-, Nacken- und Schulterschmerzen, verursacht Herzrasen und Kurzatmigkeit, ist verantwortlich für Druck und Enge in Bauch und Brustkorb. Und alle wirken sich auf die Seele aus: Abwendung, Verschlossenheit, ein kurzer Atem, »Schwere« oder ein »verschlossenes Herz« haben ihre Basis und ihre bahnenden Wege wesentlich im Körper.

***

Bei meinem Patienten Herrn S. war dies sehr augenscheinlich. Er war von Kopf bis Fuß verspannt, seine Beugemuskeln waren eingefroren und erstarrt. Ich begann daher mit der Behandlung der führenden Muskeln der Halswirbelsäule, der festgefahrenen Kaumuskeln und der eingefrorenen Atemmuskeln. Das tat weh, brachte aber umgehend Linderung. Die Entlastung des Bauches, der sogenannten vegetativen Bauchganglien und der Hüftbeugemuskulatur führte nicht nur zu einer »Aufrichtung« im Becken und Entstressung der Rückenmuskeln, sondern erzeugte auch ein Wärmegefühl in den Beinen und eine spontane Schmerzfreiheit im Rücken.

»Unglaublich, wie sich das so schnell wieder besser anfühlt«, freute sich Herr S. »Und mein Kopf lässt sich wieder drehen. Das ist Zauberei.«

Dabei hat nichts weniger mit irgendeiner Art von Hokuspokus zu tun als das, was soeben bei ihm geschehen war. Es ist vielmehr so, dass unser Körpersinn all unsere Körperbewegungen registriert, sie hinsichtlich ihrer Ausführung abschätzt und so hilft, sie zu regulieren und anzupassen. Arbeitet der Körper unökonomisch, also in sich muskulär gehemmt und unharmonisch, haben wir Schmerzen. Das bedeutet aber genauso, dass auch das gegenteilige Befinden seinen Ursprung in der Körperhaltung haben kann: Zuwendung, Offenheit, ein langer Atem, Leichtigkeit und ein offenes Herz. Wenn man dies berücksichtigt, wird die oft vage Rede von der Psychosomatik aus dem nebulösen Bereich herausgeführt und konkret nachvollziehbar. Symptome werden körperlich klar ableitbar – und lassen sich genauso auch konkret beeinflussen.

Was ist eigentlich Schmerz?

Am Thema Schmerz scheiden sich die Geister. Die eine Seite, die Medizin, führt Schmerzempfindungen auf objektive Vorgänge im Nervensystem sowie auf seine Verschaltungen, damit verbundene Fehlmeldungen und Störungen des Schmerzgedächtnisses zurück. Die andere Seite, die Psychologie beziehungsweise Psychosomatik, beschreibt Schmerzempfindungen als Ausdrucksweise und Symbolisierung der Seele und des Bewusstseins. Schmerz wäre damit entweder Informationsfluss in einem Schaltsystem, einem entseelten, mechanisierten Körper – also etwas rein Äußerliches. Oder er wäre Signal eines entkörperten, intellektualisierten Geistes – und somit etwas Innerliches, reine Information.

Das menschliche Gehirn ist zwar ein zentrales Organ, es leistet und verschaltet unendlich viel. Es ist jedoch immer »nur« ein Organ, das im Dienste für einen engagierten, wahrnehmenden und handelnden Menschen steht. Es ist ein Beziehungsorgan und schwebt keinesfalls in einer Nährlösung mit In- und Output – eine Idee, mit der viele Science-Fiction-Filme wie zum Beispiel »Matrix« spielen. Das Gleiche gilt für alle anderen Strukturen und Organe des Körpers. Sie stehen immer in gelingenden, reibungsfreien, ökonomischen oder eben nicht gelingenden, schmerzhaften und unökonomischen Beziehungen zu sich selbst und zur Umwelt. Vor allem das Muskel-Faszien-System ist eine wichtige und (im Wortsinn) tragende Transformations- beziehungsweise Schnittstelle zwischen objektiven Strukturen (dem Bewegungsapparat) und den Leistungen des Körpersinns, also der subjektiven Anatomie.

Diese subjektive Anatomie ist auch dann im Gange, wenn wir »Haltung zeigen« und »aufrecht bleiben«, wenn wir »Rückgrat haben« und einem anderen »den Rücken stärken«. Wenn wir uns »aufrichten« und »geradlinig« durch die Welt gehen – genauso aber auch, wenn uns jemand »in den Rücken fällt«, wenn wir »geknickt« sind und uns das Schicksal

»beugt«. Sprachwendungen wie diese zeigen, dass die Wirbelsäule immer auch Ausdruck der inneren Haltung, der Stabilität und des Selbstwertgefühls ist.[2] Der Körpersinn vermittelt Haltungsbotschaften – für sich und für die anderen. Weil die Wirbelsäule selbst jedoch nicht gerade wie ein Lineal ist, sondern mehrfach leicht geschwungen und elastisch – von der Seite betrachtet zeigt sie eine sanfte Doppel-S-Form –, kann eine aufrechte Haltung zugleich Ausdruck einer steifen und verkrampften Wirbelsäule sein. Der Betroffene wirkt stocksteif, starr, halsstarrig und verhärtet. Es ist immer eine Frage des inneren und äußeren Gleichgewichts, der körperlichen und seelischen Beweglichkeit, wie es uns selbst und wie es anderen mit uns geht.

Dass körperliche Verspannung und seelische Anspannung durchaus Schnittpunkte haben, konnte mittlerweile auch wissenschaftlich nachgewiesen werden. Eine Studie mit einhundert Teilnehmern ergab, dass sich durch die Untersuchung der seelischen Verfassung (psychometrische Tests) deutlich bessere Voraussagen hinsichtlich der Rückengesundheit in den nächsten vier Jahren treffen lassen als zum Beispiel anhand einer spezifischen Röntgenuntersuchung der Bandscheiben (Diskografie).[3]

***

Schmerzen und Beschwerden entspringen häufig einer Störung oder Dysbalance der Bewegungsgeometrie. Man kann sie quasi als das Ergebnis einer Analyse derjenigen Signale verstehen, die der Körper, genauer gesagt sein peripheres Nervensystem, zum Gehirn sendet. Wesentliche Informationen kommen dabei vom Stellungs-, Bewegungs- und Kraftsinn der Muskel-, Faszien- und Gelenksensoren. Durch Schmerz signalisiert der Körper, dass irgendetwas in ihm schiefläuft, dass die Beziehung seiner Strukturen und Organe nicht harmonisch verläuft.[4]

Schmerz ist in diesem Fall ein »selbstgemachtes« Phänomen des Körpers, »ein hochkomplexes Konstrukt der Gehirnarbeit«[5]. Diese Sichtweise unterscheidet sich grundlegend von dem hochschulmedizinischen Modell, das Schmerz auf lokalisierbare physiologische Strukturen und bestimmbare Funktionen zurückführt. Um bestimmen zu können, was Gehirn und Nervensystem leisten, wenn sie Schmerzen »formulieren«, braucht es den Bezug auf die Phänomenebene (das zu Erklärende): Was »realisiert« und »berichtet« das Gehirn? Warum und wozu kommt es in unseren Handlungen zu Schmerzen? Wie sind Schmerzsymptome organisiert? Und wie spiegelt das Gehirn dies wider?

Als lebendige, aktive Lebewesen füllen wir anders als leblose Körper nicht einfach einen bestimmten geometrischen Raum aus, sondern bewegen uns in diesem. In unserem Handlungs- und Aktionsraum gibt es ein Vorn und Hinten, ein Oben und Unten. Im phänomenalen Raum gibt es Ziele, die wir erreichen wollen, Dinge, die uns abschrecken oder erstrebenswert erscheinen. Es gibt ein Hin und ein Weg. Unser Körper ist »werdender, gerichteter Raum«[6]. Und genauso verhält es sich auch mit unserem Schmerzraum: Schmerz brennt, zieht, engt uns ein. Er beugt uns und macht uns klein. Er hindert, lähmt, bedrückt, macht rasend – kurzum: Er bewegt uns.

Die Medizin führt unsere körperliche Ausrichtung und Bewegung gern auf objektive, physiologische Funktionen in Gehirn und Nervensystem zurück und ersetzt dabei die konkrete, praktisch engagierte Körperlichkeit durch neurowissenschaftlich zu erklärende Vorgänge. Entsprechend betrachtet sie Schmerz – wie alle Empfindungen und Sinneswahrnehmungen – als bloßes neuronales Abbild der objektiv vorhandenen Außenwelt im Gehirn. Die körperlose »Innenwelt« füllt sich demnach allein über Information von außen – wie beim Gedankenexperiment »Gehirn im Tank«. Schmerzen sind lediglich Zeichen der Realität. Sie zeigen zwar an, dass mit dem Körper irgendetwas nicht stimmt, existieren jedoch selbst nicht außerhalb des Gehirns und des Bewusstseins.[7] Das, was im oder am Körper nicht stimmt, ist dagegen eine rein objektive, physiologische Tatsache. Und lässt sich partout nichts finden, deutet man den negativen Zustand des Körpers als seelisches Problem. Doch ist das richtig?

Wir spüren und erleben Schmerz nicht als Abbild eines bestimmten »Störungsbereichs« des Körpers im Gehirn. Er ist mehr als der Repräsentant einer bestimmten Schwachstelle in einem objektiv vorhandenen Körper.

Wer zum Beispiel beim Greifen Schmerzen in der Hand hat, spürt und erfährt diesen Schmerz genau im Moment der Aktivität – in seiner Hand. Wenn der Rücken beim Aufrichten wehtut, ist dieser Schmerz Teil der konkreten Aktivität, durchdringt und färbt die Bewegung. Wir erleiden Schmerz nicht wie ein Roboter als reine Datenverarbeitung. Wir erleiden ihn als Menschen.

Dass und wie unser körperlicher Handlungsraum eine greifbare, eigene, quasi dritte Realität darstellt, die keineswegs nur auf einem Gedankenspiel basiert, lässt sich sehr gut am Beispiel von Phantomschmerzen verdeutlichen. Die Hochschulmedizin führt diese Empfindungen gemeinhin auf objektive Vorgänge in den Nervenendigungen und auf damit verbundene Fehlmeldungen zurück. Die Psychologie jedoch beschreibt sie als Verdrängung und Leugnung des Bewusstseins.

Doch unser Körper und unsere Schmerzen sind nicht nur im Raum, sie verräumlichen sich in unserem Tun. Sie erzeugen ihren eigenen Handlungs- und Empfindungsraum, der sich über die physischen Grenzen des Körpers erstrecken kann, wie zum Beispiel nach einer Amputation. Bewegen Amputierte ihren Stumpf auf eine Wand zu, erleben sie mit Bestürzung, wie ihr Phantomglied diese mühelos und gleichsam geisterhaft durchdringt.[8] Die Empfindung desselben ist dabei keineswegs Illusion. Sie ist vielmehr Teil des realen Eigen- und Handlungsraums, der sich in diesem Fall mit dem objektiven Raum der Wand überschneidet. Der Betroffene entfaltet eine eigene Räumlichkeit und Körperlichkeit, in der sein fehlendes Körperglied real vorhanden und aktiv ist und mit dem er konkrete Handlungen vollzieht. In diesem Körperraum ist das schmerzende Körperglied wirklich und wahr – und damit auch der Schmerz in ihm. Er entstammt weder einer Fehlmeldung, noch gründet er auf Leugnung. Er basiert auf dem Körpersinn und hat damit eine dritte Realität.[9]

Obwohl Schmerzen also Ausdruck eines gestörten körperlichen Gesamtgleichgewichts sind und – da die meisten Muskeln und Faszien zum Bewegungsapparat gehören – eine gestörte, unharmonische Bewegungsgeometrie signalisieren, wird die Muskulatur in der angewandten Medizin heutzutage kaum berücksichtigt. Allenfalls werden einzelne Muskeln oder Muskelpartien mit Einreibungen, Massagen, durch Dehnen oder gezieltes Krafttraining behandelt und notfalls auch operiert. Die tatsächliche Ursache für Beschwerden wird dadurch kaum gelöst. Ein Konzept, das Schmerz durch den Körpersinn erklärt, erfordert die Behandlung und die Prävention von Schmerzen über genau diesen Körpersinn – so, wie es die Myoreflextherapie macht.

Hilfe durch Myoreflextherapie

Unser Organismus folgt den physikalischen Kraftgesetzen. Wenn diese harmonisch und ausbalanciert miteinander wirken und arbeiten, sind wir gesund. Wird das lebendige Grundgleichgewicht gestört, kommt es über kurz oder lang zu körperlichen Schäden. Dabei können nicht nur starke Belastungen wie ein Unfall für massive Beschwerden sorgen. Auch schwere seelische Belastungen und traumatische Erlebnisse werden als neuromuskuläre Erinnerungsspur in unser Körperschema eingebettet. Bei Kindern können sie die individuelle Entwicklung empfindlich stören. Während sich ihr Aktivationsmuster unserem bewussten Zugang entzieht, kann uns die körperliche Dynamik buchstäblich auf Schritt und Tritt verfolgen. Sie schwelt gleichsam im seelisch-körperlichen Untergrund und ist doch nicht sprachlich zugänglich. Genauso wirken sich ständig wiederholende schwächere Störungen und einseitige Haltungsmuster, wie zum Beispiel zu vieles Sitzen, dauerhaft auf die Gesundheit aus – und machen sich durch Schmerzen bemerkbar.

Schmerz ist die laute Stimme der Muskulatur. Doch lange bevor sie zu schreien beginnen, flüstern die Muskeln, damit wir sie hören und ihnen helfen, neue Gleichgewichte zu erschaffen. Das Geheimnis liegt also im Dialog. Wir können zurückflüstern, indem wir mit unseren Händen zuhörend berühren, erfassen, be-greifen und behandeln. Der Dialog unserer Hände mit den Messfühlern der Muskel-, Faszien-, Sehnen- und Gelenksysteme eröffnet das Wiederentdecken ökonomischer, reibungsloser Bewegungsabläufe. Wenn Therapeuten nicht hinhören und zu laut schreien, also zu stark auf den Körper und seine Messfühler einwirken, erstirbt der Dialog. Die Muskeln müssen dann über Schmerz zurückschreien. Je länger und differenzierter wir lernen, auf das Geflüster zu hören, umso eleganter können sich regulative Prozesse zur Entstehung und Erhaltung der Gesundheit entfalten. Genau das ist das Ziel der Myoreflextherapie.

Ich habe diese integrative und ganzheitlich kausale, neuromuskuläre Schmerztherapie Mitte der 1980er-Jahre begründet und seitdem immer weiterentwickelt. Sie verbindet wissenschaftliche Erkenntnisse aus Fachgebieten der Hochschulmedizin mit bewährten Erfahrungen aus der manuellen Medizin. Mit der Erweiterung des Blickwinkels durch Kenntnisse der Physik und Biokinematik entstand ein effizientes und doch sehr sanftes Behandlungs- und Trainingskonzept.

Die Myoreflextherapie hat ihre Wurzeln zwar in der europäischen Tradition – in Fächern wie der Anatomie, der Physik und Biomechanik, der Neurophysiologie sowie der Orthopädie –, sie basiert aber gleichzeitig auch auf der Lehre und der Erfahrungsmedizin der östlichen Welt, insbesondere der »Klassischen Chinesischen Medizin« (»KCM«, häufig auch »Traditionelle Chinesische Medizin« oder kurz »TCM« genannt) mit ihrem komplexen Systemdenken.

Aus dem therapeutischen, klinischen und pharmakologischen Wissensvorsprung und Erfahrungsschatz der chinesischen Medizin können wir noch immer viel lernen. Die Möglichkeiten der Myoreflextherapie erfahren darüber weitreichende Erweiterungen bezüglich Strategie und einzelner Schritte der Behandlung. Wir wissen zum Beispiel, dass unsere Emotionen und Grundbefindlichkeiten mit Veränderungen in der Körperlandschaft korrelieren, sich in typischen Bewegungs- und Muskelspannungsmustern ausdrücken, über spezielle Muskel- und Bewegungsketten in unsere Haltung »übersetzt« und durch diese ausgedrückt werden. Genau diese Muskelketten finden in klassisch traditionellen, erfahrungsmedizinischen Konzepten wie der KCM/TCM als Energiebahnen oder Meridiane ihre Entsprechung (siehe auch Anhang).

Westliche und östliche Medizin

Ein und derselbe Mensch – seine Entwicklung, seine Störungen und Ungleichgewichte, seine Pathogenese und sein Regenerationspotenzial – lässt sich in verschiedenen »Sprachen« beschreiben. Es gibt dabei zwei grundlegende »Schulen«: die asiatische (orientale) und die europäische (okzidentale), deren Traditionen für gewöhnlich gegenübergestellt werden:

Asiatisch	**Europäisch**
– synthetisch, kontextuell	– analytisch, isolierend
– ganzheitlich, holistisch	– reduktionistisch
– vernetzte Kausalität	– lineare Kausalität
– relational, Beziehungen der Einzelteile zueinander, Gleichgewichte	– absolut, objektorientiert, Einzelteile für sich

---

Schon früh ahnte ich daher, dass die tiefen Akupunkturpunkte aus den asiatischen Lehren den tiefen Muskelursprüngen und -ansätzen entsprechen müssen. Ich war überzeugt, dass es überbrückende Gesetzmäßigkeiten geben muss. Meridiane und ihr komplexes Miteinander können in dieser Synthese eine andere Darstellung für kinetische Ketten und Vektorsysteme sein. Wir können daher durchaus von Muskelmeridianen sprechen, wie es schon der Mediziner Otto Bergsmann (1922–2004) tat, ein Pionier in der Schnittstelle zwischen Hochschulmedizin und biologischer Erfahrungsmedizin und einer meiner frühen Lehrmeister.[10] Diese Muskelmeridiane können uns die Spur für wichtige Zusammenhänge aufzeigen.

Tatsächlich wurden mit den Muskelansätzen Behandlungszonen wiederentdeckt, die in den Medizinsystemen aller Kulturkreise schon lange als bedeutsame Zonen bekannt sind. So sind sich zum Beispiel alle asiatischen medizinischen Konzepte der Schlüsselregion der oberen Halswirbelsäule bewusst. In den Muskeln um die oberen Halswirbelkörper, der Schädelbasis und des Hinterhaupts finden sich äußerst wichtige Akupunkturpunkte, wobei um den Querfortsatz des Atlas die sogenannten Königsakupunkturpunkte liegen. Über sie lassen sich Schwindel, Übelkeit, Schluck- und Sprechstörungen, Kopf- und Nackenschmerzen, Sehstörungen, Zungenbrennen, Schmerz und Juckreiz im Ohr, Gereiztheit, Zorn, Wut und Schlaflosigkeit behandeln.

Das Studium und die Auseinandersetzung mit den Akupunktursystemen zeigen, dass diese Punkte sehr häufig direkt mit Muskelansätzen zusammentreffen und als myofasziale Maximal- oder Triggerpunkte auch in der Neuraltherapie bekannt sind. Der deutsche Biologe und Anatom Hartmut Heine konnte im Jahr 1995 zeigen, dass über 80 Prozent der faszialen Durchtrittsstellen mit traditionellen chinesischen Akupunkturpunkten identisch sind.[11]

Muskuläre Kettenfunktionen stellen Muskelmeridiane dar. So ziehen etwa die Hitze- und Feuermeridiane der asiatischen

Erfahrungsmedizin entsprechend anatomischer muskulärer Gesetzmäßigkeiten durch die Seitenregion des Halses (Treppenmuskulatur) und durch »Tiefe des Halses« mit ihren sympathischen und parasympathischen Nervenknotenpunkten.

Genauso bilden zum Beispiel die Beuger (Flexoren) der Finger und des Armes eine kinetische Kette. In der Sprache der »klassischen« Meridiane wird dieser »Verlauf« als »Herzmeridian« bezeichnet.

Die Erkenntnisse des westlichen Prinzips der Muskelbeziehungsweise Biokinematik führten zusammen mit den Erfahrungskenntnissen des chinesischen Modells zu einem interdisziplinären und interkulturellen Verständnis, zu neuen Horizonten im therapeutischen Alltag und leiten sehr erfolgreiche Behandlungs- und Übungsmöglichkeiten ab. Es gibt einen schönen Satz von Otto Bergsmann – übrigens wie der oben genannte Heine Mitglied in der Wiener Internationalen Akademie für Ganzheitsmedizin –, der die Rückkopplungsregulation in diesen Schaltkreisen einfach auf den Punkt bringt: »Es gibt im Körper keine Einbahnstraßen.« So wie es Wege von den verschiedenen Spinalnerven der Wirbelkörpersegmente zu den verschiedenen Organen gibt, so existieren auch neuroanatomische Pfade von den unterschiedlichen Muskeln zu diesen Wirbelkörpersegmenten des Rückenmarks. Otto Bergsmann sprach hier von segmental-reflektorischen Komplexen (srK).[12] Diese Verschaltungen ermöglichen es, dass über die Behandlung der Muskeln jeweils spezifische Organfunktionen, Gelenk- und Schmerzstörungen um die Wirbelkörper regulativ gelöst werden können.

Die Verwobenheit von Muskelmeridianen, Akupunkturpunkten, segmentalen Kreisschaltungen und psychischen Empfindungen ist in den medizinischen Konzepten Indiens,

Chinas oder Tibets so selbstverständlich, dass jede Trennung künstlich und absurd erschiene. Psychische und körperliche Gesundheit werden vielmehr als Einheit betrachtet und behandelt. Bestimmte Akupunkturpunkte, Organe und Emotionen gehören untrennbar zusammen. Die Kreisschaltungen zwischen den Spinalnerven der Wirbelkörper, den Gelenkebenen, dem Grenzstrang des autonomen Nervensystems, den Organen, der Haut und den Muskeln enthalten genauso auch emotionale Verfassungen und Gefühle. Unser Körper entfaltet also nicht nur seine Bewegungen und Handlungen entlang von Muskel- und Faszienmeridianen. Wir werden auch emotional in ihren Bahnen bewegt. Muskeln und Faszien tragen unsere Emotionen – und umgekehrt. Mit und über den Zugang der neuromuskulären Spannungsmuster können somit psychische Empfindungen und Gefühle berührt und ausgleichend behandelt werden. In der Myoreflextherapie werden die betroffenen muskulären Bereiche mittels gezielter manueller Druckpunktbehandlung angesprochen. Schonhaltungen, Verspannungen und innerer Stress werden so auf einer nichtsprachlichen, körperlichen Ebene reflektiert und damit der Psychotherapie zugänglich gemacht.

Für viele Inspirationen gilt dabei unser Dank dem Physiker, Psychologen und Hirnforscher Günter Haffelder. Mit seinen speziellen EEG-Ableitungen konnten die regulativen zentralen Wirkungen myoreflextherapeutischer Behandlungen unmittelbar im Gehirn sichtbar gemacht werden. Die richtige Kombination, Stärke und Zeiteinheit bestimmter anatomischer Schlüsselpunkte, eine achtsame Haltung und neuroaktive Musik können »Blockaden« und »Kommunikationsstörungen« im Gehirn überwindbar machen. Die sanfte, aber individuelle Stärkung und Aktivierung endogener Rhythmen kann effizient »Lern- und Entwicklungsfenster« eröffnen.

Ein besonderer Dank gilt außerdem der Neurobiologin und Hirnforscherin Prof. Dr. Dr. Gertraud Teuchert-Noodt. Sie war und ist eine wichtige Vorreiterin im Fachbereich der Neurobiologie. Schon vor mehr als dreißig Jahren postulierte sie die regenerativen Kräfte des Gehirns und Nervensystems, die sogenannte Neuroplastizität und Neurogenese. Die Gesetzmäßigkeiten der hohen Anpassungsfähigkeit und Lernbereitschaft des Menschen und seines Gehirns geben sehr viel begründete Hoffnung für Möglichkeiten der Heilung.

***

Als vielschichtiges, mehrdimensionales Behandlungskonzept versteht sich die Myoreflextherapie als Bindeglied spezialisierter Einzeldisziplinen, indem sie das biomechanische beziehungsweise biokinematische Gesamtnetz des Organismus betrachtet und in erster Linie der reflektorischen Behandlung der Muskeln und Faszien dient (griechisch *myós* für »Muskel« und lateinisch *fascis* für »Bündel«). Zugleich soll sie dem Patienten helfen, wieder Zugang zu seinem Körpersinn zu finden.

Die Myoreflextherapie berücksichtigt die biomechanischen Gesetzmäßigkeiten, dass Schmerzursache und -punkt nicht identisch sein müssen – eben weil ein körperlich-muskuläres Ungleichgewicht Schmerzen hervorrufen kann. Ist die Symmetrie in einem Bereich des Körpers erst einmal über einen längeren Zeitraum gestört, kommt es über die muskulären Verbindungen zu anderen Regionen – die Muskelmeridiane – auch dort zu Fehlspannungen und Schmerzen. Ist beispielsweise der Armbeuger verkürzt, kann es sowohl zu

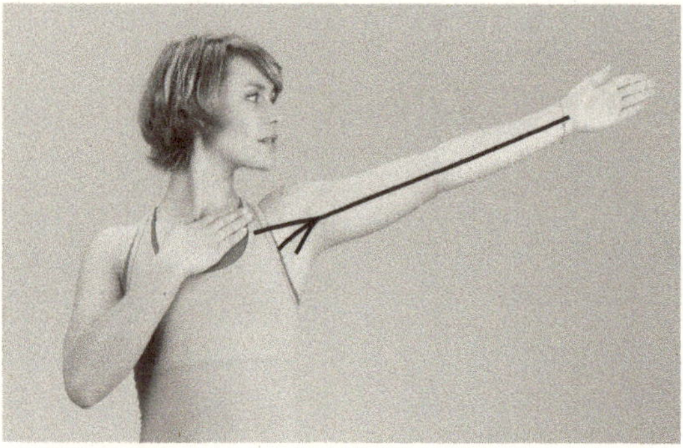

Beeinträchtigungen in der Hand als auch zu Beschwerden in der Schulter kommen.

Es ist wie bei einem Orchester, in dem eine verstimmte Geige genügt, das harmonische Zusammenspiel aller anderen Instrumente durcheinanderzubringen. Der Myoreflextherapeut versucht deshalb, den Weg des Schmerzes zurückzuverfolgen und dadurch das Ungleichgewicht aufzuheben. Er behandelt dazu in erster Linie die Muskelansätze, weil an diesen Stellen die Dichte der Körpermessfühler besonders hoch ist und Druck- und Berührungsreize verstärkt wahrgenommen werden. Bei der Palpation – einem Basisverfahren der manuellen Diagnostik, bei dem die Körperoberfläche mit unterschiedlich starkem Druck abgetastet wird, um den Zustand der Muskel-, Faszien- und Gelenkstrukturen und der Organe beurteilen zu können – finden sich im Bewegungsapparat oft schmerzhafte Verhärtungen und bindegewebige Aufquellungen. An den betroffenen Muskeln ist eine erhöhte Spannung festzustellen. Werden die entsprechenden Punkte durch allmählich ansteigenden manuellen Druck stimuliert, lösen sich die Veränderungen innerhalb von Sekunden bis Minuten auf.

Die Spannung der entsprechenden Muskeln sinkt spontan und deutlich, Gelenke und Weichteilstrukturen werden wieder richtig (das heißt physiologisch und ausbalanciert) geführt und so entlastet. Umstellungsreize ziehen im Organismus entsprechende Regulationen zur Wiederherstellung einer funktionstüchtigen, schmerzfreien Anatomie des Bewegungssystems nach sich.

Indem der Therapeut Störungen im Gesamtnetz behandelt, therapiert er indirekt und ursächlich den Bereich der Schmerzsymptomatik. Werden die ursächlichen Verspannungsbereiche behandelt und in ihrem Tonus reguliert, beeinflusst dies die entsprechenden funktionellen muskulären Verbindungen und Kraftlinien des Körpers. Dadurch können symptomatische Bewegungseinschränkungen oder Schmerzen behoben werden.

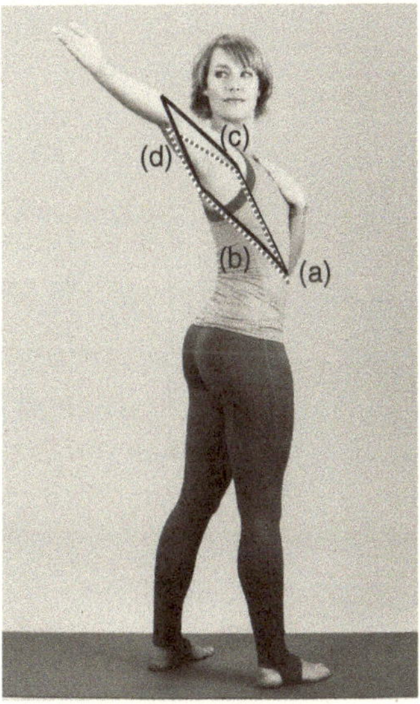

Verkürzte und verspannte Bauch- und Brustmuskeln (»a« und »b«) bremsen eine freie Beweglichkeit in Schulter und Arm (»c« und »d«)

Lösen sich die muskelinduzierten Symmetriestörungen und chronischen Fehlbelastungen, kann dieser (Wieder)gewinn an innerer körperlicher Freiheit und Entspannung auch helfen, psychische Beschwerden wie Schlafstörungen, allgemeine Unruhe oder Angst zu regulieren. Körperliche Beweglichkeit und Freiheit sorgen damit gleichermaßen für seelische Beweglichkeit und Freiheit.

Es mag zwar aus erkenntnistheoretischer Sicht im ersten Moment nicht unbedingt naheliegend scheinen, durch Reize, spezielle Muster, Reizkonstellationen und verschiedene Sinnesmodalitäten regulierend therapeutisch einzugreifen. Angesichts der komplexen Verschaltung von Mechanorezeption, Gleichgewicht, Schmerz, Blickmotorik und Motorik bietet sich dieser Weg jedoch an. Schließlich sind die Inhalte unserer bewussten Wahrnehmung und unsere Sicht der Dinge abhängig von komplexen Schaltkreisen, Nervenzellnetzwerken und Interpretationsleistungen eines Systems, dessen Existenz uns in der Regel nicht gewahr ist – und so selbstverständlich, dass wir scheinbar keinen Einfluss darauf haben. Doch genau dies wird durch die überraschende, aber gezielte und sinnvolle Stimulation der Körpermessfühler möglich. Über sie können Therapeut und Patient in die neuronalen Schaltkreise des zentralen Nervensystems hineinspielen, ihnen »zuflüstern« und so dem Organismus anbieten, sich mit bestimmten Reizkonstellationen zu beschäftigen. Durch diese Kontextveränderung der Eigenwahrnehmung des Körpers, also seiner Sensorik, können neue Nervenzell-Netzwerk-Verschaltungen (neuronale Ensembles) gestaltet und aktiviert – und damit neue spezifische Aufmerksamkeits- und Lernprozesse eingeleitet werden.

Willkürlich ausgeführte Bewegungen etwa können dabei

ebenso ein therapeutischer Zugangsweg sein wie gezielte Augenübungen, reflektorische Behandlungen in der oberen Halswirbelsäule oder die Arbeit am Muskelsystem der Wirbelsäule. Für die Behandlung ist nicht einfach die Regulation entsprechender Spannungsmuster der quergestreiften Muskulatur maßgeblich, sondern vielmehr die Grundregulation notwendiger Parameter im Sinne komplexer Gesamtleistungen wie Sehen, Gleichgewicht und Orientierungsverhalten.

Wenn verrückte Muskelkräfte und ihre belastenden Inhalte nachgeben können, verändern sich gleichzeitig die dazugehörigen Gefühle. Um noch einmal auf das Beispiel der Musik zurückzukommen: Es ist, als hätte der Geiger sein Instrument neu gestimmt und das ganze Orchester dadurch plötzlich Harmonie, Takt und Rhythmus der schönen Sinfonie wiederentdeckt.

In den Muskelorchestrierungen von Bewegungen und Handlungen, wie es die Myoreflextherapie betreibt, liegt ein archaisches Körperwissen, das Ressourcen von Überlebensstrategien und mehrdimensionale Kompetenzen in sich trägt. Berührung ist nämlich viel mehr als »nur« Physiotherapie. Sie bedeutet Begegnung, und mit ihr können wir eintauchen in die verwobenen Erfahrungen und biografischen Bewusstseinszustände der Muskelwelten. Über die Arbeit mit unwillkürlichen Körperprozessen und unwillkürlichem Erleben werden die Weichen von entgleisten Ich-Zuständen in Richtung Rekontextualisierung gestellt. Die Arbeit mit dem Körpersinn inspiriert im Hier und Jetzt und erlaubt einen Ausblick, wie es einem gehen könnte, wenn sich das Körperselbst (wieder) aufrichtet.

Für welche Erkrankungen ist die Myoreflextherapie besonders geeignet?

- ADS/ADHS bei Kindern und Erwachsenen
- Angst mit Verspannungszuständen nach Unfall, Überfall, Gewalt
- Arthrose
- Autismus-Spektrum-Störungen
- Bandscheibenvorfall
- Burn-out
- Chronische emotionale Belastung
- Chronische Schmerzen
- Entwicklungsverzögerungen
- Erkrankungen des gesamten »Bewegungsapparats« mit Faszien, Muskeln, Sehnen, Gelenken, Bändern
- Fibromyalgie
- Funktionelle Atembeschwerden (Asthma)
- Funktionelle Gelenkblockaden
- Funktionelle Herzrhythmusstörungen
- Funktionelle Organstörungen
- Funktioneller Bluthochdruck
- Gedächtnisstörungen (MCI)/Morbus Alzheimer
- Kiefergelenkstörungen
- Kniefunktionsstörungen
- Lumboischialgie
- Migräne, Kopfschmerz, Schwindel
- Morbus Parkinson
- Multiple Sklerose
- Muskuloskelettale Beschwerden
- Neurologische und stoffwechselbedingte Störungen und Alterskrankheiten

- Neuromuskuläre Erkrankungen
- Panikattacken
- Psychotraumatische Belastungen
- Schleudertrauma
- Schulter-Arm-Syndrom
- Sehstörungen
- Skoliose
- Stoffwechselerkrankungen
- Stoffwechselstörungen
- Tinnitus
- Trauma-/PTBS-Folgestörungen
- Verhaltensauffälligkeiten und Entwicklungsverzögerungen bei Kindern

KiD oder Wie wir uns mit uns selbst verbinden

Das Wissen um die enge Verwobenheit der verschiedenen Körperebenen lässt sich auch nutzen, um auf eigene Faust aktiv zu werden. Allerdings müssen wir dazu sehr gut hinhören. Denn zu viele Nebengeräusche und zu viel Ablenkung verhindern, dass wir das Geflüster der Muskeln wahrnehmen, geschweige denn verstehen.

Intelligente körperliche Übungen wie »Kraft in der Dehnung« (KiD) helfen dabei, das Muskelgeflüster besser zu hören. In diesen Übungen teilen uns die Muskeln leise mit, wo sie zu kurz oder wo sie zu schwach sind. Durch die Kraft aus den Dehnungspositionen heraus antworten wir ihnen, dass wir ihr Geflüster verstanden haben. Mithilfe der KiD-Übungen können wir (selbst)therapeutisch konkret dafür sorgen, dass wir wieder Boden gewinnen und uns hinstellen, dass wir stabil und aufrecht sind.

Wie bei der Myoreflextherapie zielen auch die KiD-Übungen darauf ab, dass der Organismus selbstregulierend auf sein Muskelsystem einwirkt. Während er sich bewegt, erhält der Körper ständig Informationen von seinen Sehnen, Faszien, Muskeln und Gelenken, mit deren Hilfe er seine Bewegungen steuert.

Wenn man zum Beispiel sehr viel sitzt und damit eine einseitige Körperhaltung einnimmt, kommt die natürliche Harmonie der Muskulatur immer mehr in ein Ungleichgewicht. Schmerzen breiten sich aus. Damit sich die Dysbalance nicht immer weiter etabliert, müssen einseitig beanspruchte und verkürzte Muskeln regelmäßig aufgedehnt und in der Aufdehnung aktiviert werden. Die KiD-Übungen bieten hier einen Ausgleich zur Einseitigkeit des Alltags. Je spezifischer und deutlicher dabei die Bewegung ausgeführt wird, desto eher gelingt es den Muskelfühlern, biomechanische beziehungsweise biokinematische Ungleichgewichte zu vermeiden respektive zu korrigieren.

In vielen unserer Bewegungen lässt sich beobachten, was der »Faszienpionier« Robert Schleip in einer überragenden Arbeit anhand der gewaltigen Sprünge von Kängurus und den Bewegungsabläufen von Antilopen analysierte: Zunächst spannen sich Muskeln, Sehnen und Faszien jeweils in die Gegenrichtung vor, dann entfalten sich die faszialen und sehnigen Strukturen katapultartig. Das Wissen um die Bedeutung dieser elastisch federnden Gegenbewegungen birgt ein großes Potenzial und trug das Ihre zur Entwicklung eines dynamischen Faszien-Netzwerk-Trainings bei. Genauso hat auch die neue Kenntnis um die Lebendigkeit und Plastizität des Bindegewebes, die dynamische Anpassungsfähigkeit des Kollagens sowie die biochemischen Bestandteile der sogenannten Interzellularsubstanz weitreichende Konsequenzen. So sind für eine Vielzahl von Bewegungen im KiD-Training die Aktivitäten der gegenüberliegenden Muskel- und Sehnenübergänge sowie deren funktionelle Verlängerung in lange Muskelketten entscheidend. Sanfte Reize, nicht alltägliche Widerstände, spielerische langsame Bewegungsabläufe, Druck-Zug- und Stretchkräfte in federnden und vibrierenden Bewegungen, achtsames Vorspannen der Bewegungen sowie die Aktivierung von Druck über Scherkräfte aus Dehnungspositionen heraus: All das stellt ein ideales Trainingskonzept für die verschiedenen Messfühler und Strukturen im Körper dar. Sie sorgen dafür, dass wir stabil und aufrecht sein können – durch das wieder synchronisierte Zusammenspiel von Muskeln und Faszien.

WIE WIR DIE WELT ERLEBEN

Ich war noch ein Student und gerade von einer Studienreise aus Nepal nach Deutschland an die Uni zurückgekehrt, als mich mein später wichtigster Mentor, der Privatdozent Gottfried Fischer (1944–2013), zu sich bestellte. »Herr Mosetter, Sie waren auf den Spuren einer Naturphilosophie. Ich habe Sie beobachtet und mit ihrer Mutter gesprochen. Sie behandeln Ihren MS-kranken Vater, und er lernt, wieder zu gehen. Sie berichteten mir ja schon vor einiger Zeit, dass Sie über die Muskeln behandeln. Wissen Sie eigentlich, was Sie da genau tun? Sie behandeln dialektisch! Das entspricht den Veränderungsprinzipien der Negation der Negation. Ihre Arbeit orientiert sich an psychodynamischen und psychotherapeutischen Regeln und Gesetzmäßigkeiten. Im Muskelsystem liegen mit dem impliziten Gedächtnis eigene Erinnerungsmodule. Ihre Arbeit stellt vielleicht eine perfekte Form der ›Psychotherapie der Muskeln‹ dar. Das sollten wir detaillierter beforschen.«

Um die Details seiner Worte zu verstehen, musste ich erst einmal Nachhilfe bei meinem Bruder nehmen, der zu dieser Zeit schon Philosophie und Literaturwissenschaften studierte. Was ist Dialektik? Was genau meinte Herr Fischer mit dem Prinzip der Negation der Negation? Ich wusste, von und mit Reiner würde ich noch sehr viel lernen. Im wechselseitigen Miteinander würden wir immer mehr Erkenntnisse erringen:

Was ist der Mensch? Ist er primär ein seelisches Wesen, das auch einen Körper hat und diesen gebraucht. Oder ist er ein körperliches Wesen, das zudem noch eine Seele eingehaucht bekam? Oder gilt hier gar kein Entweder-oder? Ist der Mensch sowohl das eine als auch das andere? Bedingen sich Körper und Seele wechselseitig? Und haben dann seelische Geschichten und Krankheiten immer auch eine körperliche Seite? Ist genauso unser Körper auch emotional bewegt?

Wir lasen die Schriften Thure von Uexkülls (1908–2004), des Begründers der psychosomatischen Medizin, der in Freiburg lebte und lehrte. Und wir studierten die Schriften seiner Mitstreiter und Schüler. Was meint Psychosomatik? Was Somatopsyche? Und wäre es vielleicht am besten, wenn wir diese Worte irgendwann gar nicht mehr benötigten? Wie bedingen und brauchen sich Medizin und Psychotherapie? So blickte die Hochschulmedizin über ihren Tellerrand und lernte, darüber nachzudenken, was und wie sie sah und was sie tat. Und die Philosophie wurde eine angewandte Lehre des Denkens. Tatsächlich sollte unsere gemeinsame Forschung in den nächsten 25 Jahren Wirklichkeit werden.

Wir sind bewegte Körper

In den vergangenen Jahrzehnten erhielt gerade die Hirnforschung großzügige finanzielle Unterstützung, durch die die Wissenschaft ohne Frage zahlreiche großartige Erkenntnisse gewinnen konnte. Im Zuge dessen erblickten viele neue Disziplinen und Schlagworte das Licht der Welt. So soll zum Beispiel die Neurotheologie religiöse Phänomene neurophysiologisch erklären. Im Neuromarketing hofft man, mit

Erkenntnissen aus der Hirnforschung Kundenverhalten besser abschätzen und Werbung effizienter gestalten zu können. Nicht wenig Menschen sind heute sogar der Auffassung, wir *seien* unser Gehirn.[13]

Die scharfe Trennung von Körper und Geist beziehungsweise von Körper und Seele ist keineswegs eine aktuelle Modeerscheinung, sondern hat eine jahrhundertelange kulturhistorische Tradition. Einer ihrer wohl bekanntesten Verfechter war der französische Philosoph und Mathematiker René Descartes (1596–1650), dessen Gedankenschritte lange Zeit prägend für das Menschenbild der westlichen Neuzeit wurden.

Gemäß seinem Leitsatz »Ich bin ein denkendes Wesen« erklärte Descartes, latinisiert Cartesius, die »Geistseite« des Menschen zu einer rationalistisch definierten, intellektualisierten und entnaturalisierten Denk- und Erkenntnisinstanz *(res cogitans)*. Im Gegensatz dazu erfuhr die andere, also die »Körperseite«, eine entsprechende Entgeistigung (beziehungsweise Entseelung) und Mechanisierung *(res extensa)*. Körper und Geist wurden somit konzeptionell gespalten und zu sich gegenseitig ausschließenden Antonymen. In Konsequenz der kartesianischen Auffassung musste sich ein rein denkendes Wesen in einem orts- und körperlosen geistigen Innen verlieren. Leibempfindungen und Vitalfunktionen wie Freude und Lust, Hunger und Schmerz, Bewegung und Ruhe waren dann letztendlich Erkenntnisse des Geistes (Informationen und Denkinhalte), die die Außen- beziehungsweise Körperwelt betrafen.

Im Grunde war die These des Franzosen gar nicht so neu: Schon ungefähr 600 Jahre früher vollzog der persische Arzt und Philosoph Avicenna (980–1037) ein berühmtes Gedankenexperiment, das in seiner Grundidee ebenfalls bis heute das abendländische Menschenbild mitprägt. Avicenna, den einige Leser vielleicht auch unter seinem persischen Namen Ibn Sina aus Noah Gordons *Der Medicus* kennen, forderte uns auf, sich Folgendes vor Augen zu halten, um die grundsätzliche Unabhängigkeit von Seele und Körper zu verdeutlichen:

> »Ein jeder von uns stelle einmal sich selbst vor, mit einem Schlag fertig erschaffen und voll entwickelt, doch mit verschleiertem Blick, sodass er daran gehindert wäre, äußere Gegenstände wahrzunehmen; er stelle sich vor, dass er in der Luft oder im leeren Raum schwebte, jedoch ohne den Luftwiderstand zu spüren. Seine Glieder seien so ausgebreitet, dass sie sich nicht begegneten oder einander berührten. [...] Es bestünde kein Zweifel daran, dass man die Behauptung, dass das eigene Selbst existiert, bejahen würde. Doch damit wäre keineswegs verbunden, dass man die Existenz irgendeines seiner Glieder oder inneren Organe, seines Herzens oder Gehirns oder irgendeines äußeren Dinges behaupten würde. [...] Wäre es in diesem Zustand möglich, sich seine Hand oder irgendein anderes Glied vorzustellen, so würde man es sich nicht als Teil seines Wesens oder als Bedingung seines Wesens vorstellen.«[14]

Avicenna kam zu dem Schluss, die Seele sei etwas anderes als der Körper und existiere eigentlich ohne einen Körper – eine Vorstellung, die bis heute in den Köpfen vieler Menschen herumschwirrt und auch die Neurologie und ihre Sicht des Menschen bestimmt.

Was Reiner und mich angeht, sehen und erleben wir dies jedoch eindeutig anders – sehen und erleben uns anders. Wir können hören, sehen, schmecken, uns bewegen. Ein Gehirn kann dies alles nicht. Wir haben uns beim Schreiben dieses Buchs zusammengesetzt, wir haben miteinander diskutiert.

Wir haben dafür im Auto gesessen, über Büchern und vor dem Computer. Wir haben diskutiert, uns gefreut und miteinander gelacht. Haben immer wieder Bezugspunkte zu unserer eigenen Biografie gesucht – und gefunden. Ein Gehirn ist zu all diesen Betätigungen und Lebensvollzügen nicht imstande. Unsere Gehirne haben uns zwar dabei geholfen, aber sie waren es nicht selbst, die diskutiert und gelacht haben.

Sicher, die Versuchung ist groß, unser Denken, Fühlen und Handeln, unsere Freuden und Leiden auf das Innenleben unseres Köpfchens zurückzuführen und schließlich mit neuronalen Prozessen gleichzusetzen. Und tatsächlich wird bei Verletzungen und Erkrankungen des Gehirns schnell offenbar, wie sehr unser Leben auf dessen einzelne Leistungen und Funktionen angewiesen ist. Es besteht ganz augenscheinlich eine Abhängigkeitsbeziehung, die sich zum Beispiel bei Demenzerkrankungen sehr deutlich und krass offenbart.

Doch genauso, wie es für das Verständnis von Klang, Musik oder gar einer Sinfonie nicht ausreicht, nur die einzelnen Instrumente in ihrer Struktur zu analysieren, kann man unser Befinden, unsere Wahrnehmung und unser Seelenleben nicht nur auf das Gehirn reduzieren. Zwar muss im Orchester jede Geige für sich zunächst fehlerfrei funktionieren. Doch erst mit den entsprechenden Noten wird das einzelne Instrument belebt und kann sich – entsprechend gut gespielt – kunstvoll entfalten. Um ein Kunstwerk wie die Neunte Symphonie von Anton Bruckner zu erleben, zu verstehen und zu hören, ist es deshalb sicherlich nicht ausreichend, nur die erste Geige haargenau unter die Lupe zu nehmen. Die komplexe Gesamtleistung besteht aus vielen individuellen Leistungen und Systemebenen, die bei Bedarf zusammenspielen und Hand in Hand funktionieren.

Für ein Konzert bedarf es hörender Menschen und spielender Musiker. Es ist eben, wie es der amerikanische Philosoph und Kognitionswissenschaftler Alva Noë so treffend formuliert hat: »Wir sind nicht im Kopf zu Hause, sondern in der Welt. Wir sind dezentrale, dynamisch verteilte, weltbezogene Geschöpfe.«[15]

In der Tradition des phänomenologischen Denkens zeigt Noë in seinen Arbeiten auf, dass Wahrnehmen, Handeln und Bewusstsein nicht auf einfachen Input- und Output-Wegen basieren, also der Ein- und Ausgabe von Informationen. Vielmehr entstehen sie durch eine immer schon vorhandene, ständig aktive Wechselseitigkeit und aufgrund sensomotorischer Interaktionen mit der Umwelt. Auf diesem Wege wird Sinn gestiftet; es entwickelt sich Wissen von der Umwelt, den Mitmenschen und sich selbst. Der objektiv vorhandene Körper hat zwar genaue Abmessungen. Der lebendige, engagierte Körper aber hat die Fähigkeit, sich in eine Tanzfigur, ein Instrument, eine Geste hinein zu verlängern, sich hineinzubegeben. Als engagierte Wesen sind wir in unserer Umwelt verankert, in diese eingebettet. Wir nehmen nicht nur einen geometrischen Raum ein, sondern bewohnen einen lebendigen Leib- und Handlungsraum. Bei einem Blinden etwa wird der Blindenstock zu einer Sinneszone, in der dieser sich einrichtet. Umgekehrt lässt der Blinde diese Zone an seiner wahrnehmenden Körperlichkeit, an seinem Körpersinn teilhaben.[16]

***

Unser Bewusstsein, unsere Wahrnehmungen und Handlungen sind eng miteinander verwoben und »repräsentieren« einen praktischen Zugang und konkreten Umgang mit der

Welt. Sowohl unser Handeln als auch unser Wahrnehmen funktionieren nicht im Sinne von nachträglichen Beziehungen zwischen unserem Bewusstsein und unserem Körper, unserer Umgebung und ihren Objekten. Vielmehr ist diese Beziehung immer schon da. Unser Aufmerken und Wahrnehmen – die sogenannte Intentionalität – liegt nicht vor oder über unseren Sinnen, sondern in unserer Sensomotorik, also in der konkreten Auseinandersetzung mit der Umwelt. Das Bewusstsein steuert nicht einfach unser Tun, es lenkt nicht einfach unsere Sinneswahrnehmungen. Es ist von vornherein ein integraler Bestandteil unseres leiblichen, konkreten Handelns und Wahrnehmens und somit grundlegend mit der Umwelt verbunden.

Wie sehr empfindende Subjektivität und wahrzunehmende Gegenständlichkeit ineinander verschränkt sind, lässt sich anhand einer einfachen »Übung« schnell zeigen: Wenn wir die Augen schließen und die Hand locker in die Luft halten, stellen wir schnell fest, dass wir sie nur undeutlich wahrnehmen. Sie zeigt sich, obwohl sie doch Teil unser selbst ist, gestalt- und konturlos. Sie bedarf eines gewissen Widerstands, etwa einer tastenden zweiten Hand oder einer Unterlage, um selbst gegenständlich zu werden und so Kontur und Begrenzung zu erlangen.[17] Erst indem sie tastet, wird die Hand zugleich wahrnehmbares Äußeres und wahrnehmendes Inneres. Sie ist somit gleichzeitig ein besonderer Bezirk der Umwelt als auch ein innerer, empfindender Ausgangspunkt unserer Subjektivität. Psychische, mentale und physische, objektive Vorgänge sind hier nicht zwei getrennte Realitäten, sondern verschiedene Momente ein und desselben Tastphänomens, ein und derselben Handfunktion. Die fremde, objektive Hand ist in der eigenen, subjektiven Hand stets mit gegenwärtig.

Diese braucht jene, weil sie in ihr mitschwingt und oszilliert. Wie die Hand sind auch die neuromuskulären Reflexe und neurophysiologischen, zentralnervösen Steuermechanismen, die beim Tasten beteiligt sind, doppelt bestimmt. Der Bereich der Neurophysiologie kann nur innerhalb dieses umgreifenden, phänomenalen Rahmens sinnvoll verstanden und in seiner Bedeutung und Funktion beschrieben werden.

Die These, dass Bewusstsein und Seelenleben des Menschen einen Körper benötigen sowie körperlicher Aktivitäten und Interaktionen bedürfen, ist dem Modell eines körper- und raumlosen Wesens grundlegend entgegengesetzt. Sie ist aber nicht so aktuell, wie es der neuerdings gern gebrauchte Anglizismus »Embodiment« – was in etwa so viel heißt wie »Verkörperung« oder »Verleiblichung« – sowie dessen zahlreiche Verwendung auf Buchtiteln vielleicht vermuten lässt. Die aktive, engagierte Körperlichkeit, die Verschränkung von aktiver Wahrnehmung und Handlung, von Haltungs- und Handlungsmustern, die im intersubjektiven Dialog und Miteinander entsteht, sind in der philosophischen, humanistischen Tradition der Phänomenologie schon immer von essenzieller Bedeutung gewesen.

Vom Körpersinn

Dass der Körper keine für sich zu betrachtende »Maschine« ist, kein isoliertes »Anhängsel« des Geistes, haben auch mein Bruder und ich bereits in sehr jungen Jahren geahnt. Die Geschichte begann jedoch lange vor unserer Zeit ...

***

Ich erblickte im September 1964 das Licht der Welt, mein Bruder Reiner wurde keine zwei Jahre später geboren. Die ersten Jahre unserer Kindheit kann man wohl als wahre Idylle bezeichnen: Wir verbrachten die Tage im Spiel, beobachteten die Tiere im Garten und in den Nachbarhöfen, räuberten im Wald, hörten Musik oder lasen – im Zimmer unseres Vaters, das vollgestopft war mit Büchern und Schallplatten.

Erst als wir etwas älter wurden, begriffen wir, dass Pa schlecht laufen konnte und immer starke Schmerzen hatte. Unsere Mutter musste ihn häufig huckepack tragen. Er durfte nicht lange Auto fahren, weil die Schmerzen sonst unerträglich wurden. Und wenn er in der Sonne saß, musste er über seiner Brille zusätzlich stets eine Sonnenbrille tragen. Ärzte gingen bei uns aus und ein, Vater musste verschiedenste Tabletten schlucken und immer wieder ins Krankenhaus. Einmal im Jahr ging es für längere Zeit in eine Multiple-Sklerose-Spezialklinik, wo auch die anderen Patienten nur schlecht oder gar nicht laufen konnten und – für uns damals ein seltsamer Anblick – in fahrenden Stühlen saßen.

Irgendwann bekam auch unser Vater einen Rollstuhl, aber er konnte ihn nicht selbst antreiben, weil die Schmerzen zu stark waren. Wir merkten langsam, dass seine Krankheiten immer mehr zunahmen. Auch den anderen Patienten in den Kliniken ging es von Mal zu Mal, von Jahr zu Jahr schlechter. Bis sie irgendwann nur noch im Bett liegen konnten – und starben. War das normal? Wir hatten Angst.

Bei einem der unzähligen Besuche in der MS-Klinik hatten wir eine Begegnung der besonderen Art: Als wir gerade unseren Pa im Rollstuhl durch einen Flur schoben, verlangsamte ein Arzt mit wehendem weißem Kittel seinen Schritt. Er tätschelte Pa mit der flachen Hand die Wange und fragte:

»Na, wie geht's uns denn heute? Immer noch keine Lust auf Wassergymnastik? Na ja, wenn Sie eben partout nicht wollen ...« – und schon war er wieder verschwunden. Merkwürdig und unerhört!

Als ich sechzehn Jahre alt war, erlitt unser Vater, obwohl er sich immer sehr gesund ernährt hatte, einen Herzinfarkt und wurde in die Herzklinik der Universität Freiburg eingeliefert. Die Experten waren sich über die Ursache einig: zu wenig Bewegung und zu viele Medikamente – und das seit etlichen Jahren. Mutter hatte inzwischen eine regelrechte Panik vor Kliniken und Krankheiten. Und so waren wir sehr froh, als wir unseren Vater nach drei Wochen wieder nach Hause holen konnten.

Kaum ein Jahr darauf lag Pa wieder auf der Intensivstation, diesmal in der Klinik für innere Medizin in Freiburg. Koma aufgrund eines akuten Leberversagens. Dabei hatte er nie auch nur einen Schluck Alkohol getrunken. Stattdessen erklärten die Spezialisten, dass es sich um eine medikamenteninduzierte toxische Hepatitis handelte – ein Risiko der Schmerz- und Immunsuppressionstherapie. Das komme schon mal vor bei Schmerz- und MS-Patienten, hieß es lapidar.

Unser Vater kam nach zwei Tagen ganz langsam wieder zu sich, doch niemand konnte uns sagen, ob er sich jemals völlig erholen würde. Als ob das nicht schon schlimm genug gewesen wäre, belehrte der berühmte Chefarzt des Universitätsklinikums, ein hochspezialisierter Hepatologe und Biochemiker, unsere Mutter auch noch: »Frau Mosetter, ganz ehrlich, wenn meine Frau mich tragen würde, wäre ich auch zu bequem, um zu laufen. Sie sollten das Ganze einmal von dieser Seite her sehen.« Er traf sie damit mitten ins Herz. Mein Bruder und ich waren gut erzogen. Und so schwiegen wir, päppelten unsere Mutter wieder auf und hofften, dass Pa bald nach Hause konnte.

Monate später begleiteten wir Vater wieder einmal ins Universitätsklinikum Freiburg, diesmal in die Neurologie. Der Chefarzt saß entspannt auf einem übergroßen Ledersessel hinter einem gigantischen Schreibtisch und blickte langsam und bedächtig auf: »Herr Mosetter, wenn Sie glauben, bei mir eine Frührente herausschlagen zu können, sind Sie an der falschen Adresse.« Offensichtlich ohne jedes Aktenstudium, ohne jede Vorbereitung, ohne jede Vorstellung davon, dass unser Vater trotz seiner 65 Jahre (die man ihm zugegebenermaßen nicht ansah) noch immer voll als Entwicklungsingenieur und Erfinder arbeitete, sah der Professor uns an. Sein Blick streifte unsere Mutter, meinen Bruder, mich, und blieb auf unserem Vater in seinem Rollstuhl hängen. Schweigen ...

***

Keiner der Ärzte unseres Vaters erkannte, dass Bewegung und Bewegungssinn keine rein physiologischen Vorgänge sind. Genauso wenig wie sie erst als Idee im Kopf entstehen und dann umgesetzt werden. Es existiert nicht erst ein unbeseelter Körper, ein statischer Bewegungsapparat, zu dem irgendwann die Fähigkeit hinzukommt, sich zu orientieren, wahrzunehmen und sich zu bewegen. Der Körper ist stattdessen primär durch seine Beweglichkeit bestimmt. Sie gehört zu seiner Grundstruktur, zu seinen Möglichkeiten des Wahrnehmens und Handelns. Er weist dabei einen sensorischen und einen motorischen Sinn auf: »Körpersinn« bedeutet Sinn der Sinnesorgane sowie der Sinnlichkeit und Sinn der Bewegungsausrichtung (Richtungssinn). Beides ist dem Körper wesentlich.

Dass unser Körper nicht einfach nur von einem bewussten Ich gesteuert und wie ein Instrument genutzt, sondern über ein eigenes Bewegungswissen und eine besondere Handlungskompetenz verfügt, wird im Alltag durch seine Eigenständigkeit und seine Widerständigkeit schnell deutlich.

Die allermeisten Bewegungen sind nicht gedanklich vorbereitet, berechnet und gesteuert; sie laufen vielmehr wie von selbst ab. Sie gelingen dann am besten, wenn sie entsprechend der jeweiligen Situation körperlich abgerufen und umgesetzt werden können. Wir setzen zum Beispiel auf eine Rolltreppe den Fuß automatisch anders als auf eine normale Treppe. Das erkennt man spätestens in dem Moment, wenn wir eine stehende Rolltreppe betreten. Die entsprechende körperliche Routine muss sich dann zuerst anpassen, und das merken wir – auch wenn dies in Sekundenschnelle geschieht.

Natürlich erlernen wir viele Bewegungsabläufe zunächst sehr bewusst und gedanklich gesteuert, zum Beispiel das Skifahren, Tanzen oder Schuhebinden. Mit der Zeit aber gelingen diese Abläufe immer fließender. Und je mehr wir sie uns einverleibt haben, je stärker unser Körper sie in seinen Kompetenzbereich übernimmt, desto leichter fallen sie. Erst wenn wir uns aktiv mit etwas auseinandergesetzt, es erfahren und eine Fertigkeit konkret erprobt und erlernt haben, wenn wir etwas können und kennen, werden Handlungsintentionen reibungsfrei generiert.

Der Körper im Kopf

Mit sich allein wäre der Körper hinsichtlich seiner Bewegungsfähigkeit allerdings hilf- und orientierungslos. Das Gefühl, mit etwas und mit sich selbst vertraut zu sein, etwas zu können und dieses Können für eine weitere Aktion abzurufen, ist in seiner Körperlichkeit und Aktion stark mit Aktivitäten eines bestimmten Areals im Gehirn verwoben, der Inselrinde (insulärer Cortex). Dieser eingesenkte Teil der Großhirnrinde, der von Teilen des Stirn-, Schläfen- und Scheitellappens bedeckt wird, hat für den Körpersinn eine tragende Bedeutung: Die Insel macht quasi aus unserer Körperlandschaft eine Gefühlslandkarte. Sie verbindet das, was ich körperlich tue, mit dem, wie ich es (emotional) mache. Dieser innere Selbstsinn sagt, wie es mir als körperlichem Wesen geht, wie ich mich in meiner Umwelt fühle. Dazu gehören auch das eigene Energiegleichgewicht und Schmerz.[18]

Schon in den 1940er-Jahren konnte der kanadische Neurochirurg Wilder Penfield (1891–1976) zeigen, dass sich die einzelnen Regionen des Körpers wie etwa Hände, Arme oder Beine bestimmten Arealen der Hirnrinde genau zuordnen lassen – Erkenntnisse, die ursprünglich auf neurochirurgische Eingriffe und Therapieansätze bei Epilepsiepatienten zurückgehen. Penfield löste dazu bei seinen Patienten durch eine 50 Millisekunden währende elektrische Mikrostimulation des motorischen und prämotorischen Areals der Großhirnrinde am offenen Gehirn Muskelkontraktionen oder spontane Bewegungen in den zugeordneten Körperbereichen aus. Mit exakten Punkt-zu-Punkt-Zuordnungen konnte er auf diese Weise unter anderem die zentralnervöse Repräsentation der Körperregionen (Somatotopie) bestimmen. Würde man die Körperbereiche auf der Hirnrinde nachzeichnen, entstünde ein verzerrtes »Menschlein«, der sogenannte motorische Homunkulus, der die tatsächliche Gestalt des Körpers im Gehirn repräsentiert.

Rund sechzig Jahre später zeigte sich bei Versuchen mit Primaten, dass die elektrische Mikrostimulation entsprechender Bereiche des motorischen Homunkulus, sobald sie von 50 auf 500 Millisekunden erhöht wird, auch bestimmte Gesten auslöst – insbesondere Bewegungen im nahen Umraum sowie Verteidigungs- und Schutzgesten.[19] Damit war belegt, dass nicht allein der Eigenraum des Körpers, der Leibraum, immer schon subjektiv gefärbt und ein Teil des Eigenen ist, sondern auch der »äußere« Handlungsraum.

Verhaltensbeobachtungen bei Makaken, einer Gattung aus der Familie der Meerkatzenverwandten, ergaben, dass sogar der Gebrauch von Werkzeugen (beispielsweise Greifstöcken) in den eigenen nahen Umraum und das Körperschema integriert wird: Die sogenannten bimodalen Nervenzellen reagieren normalerweise nur, wenn unsere Hand etwas berührt oder dies zeitgleich mit einem entsprechenden visuellen Reiz beinah tut. Wenn wir etwas ertasten, nehmen wir wahr, tasten nach, nehmen neu wahr ... Wahrnehmung und Bewegung greifen eng ineinander und bestimmen sich fortlaufend neu.

Bei denjenigen Tieren, die ihr Futter einige Zeit mit Stöcken heranholten, erweiterte sich der Aktionsradius ihrer oberen Gliedmaßen im Gehirn und damit ihr Handlungsumraum. Die bimodalen Nervenzellen der Affen reagierten auch auf Reize nahe dem Werkzeug in ihrer Hand.[20]

Wir erfassen die Umgebung und meistern Situationen also in erster Linie nicht infolge gedanklicher Analysen und intellektueller Entschlüsselungen, sondern aufgrund des Körperbeziehungsweise Bewegungsgedächtnisses. Das heißt, wenn wir eine Situation verstehen, eine Sache begreifen, beruht dies auf der Fähigkeit des Körpers, sein Können und Wissen abzurufen. Der Begriff »Körpersinn« bekommt so eine (im Wortsinn) weitere Bedeutung. Er beschreibt eine dritte (weder nur primär körperliche noch nur primär seelische) Seinsweise und steht zwischen oder über den Unterscheidungen der kartesianischen Tradition. Der Körpersinn arbeitet ohne planendes Bewusstsein – dies wäre die intellektualistische Seite des Dualismus, eine Seele ohne Körper – beziehungsweise vor diesem. Er ist aber auch nicht von bloßen Reiz-Reaktions-Mustern angetrieben – das wäre die mechanistische Seite des Dualismus, ein Körper ohne Seele. Der Körpersinn arbeitet darüber hinaus stets nach innen und nach außen, zu sich selbst hin und zur Umwelt hin. Er ist und stiftet Selbstsinn und zugleich Weltsinn. Wie es um uns selbst steht, ist eng verwoben mit der Frage, wie es uns in der aktuellen Situation und in und mit unserem Umfeld ergeht.

Trotzdem ist, wenn es um Wahrnehmung geht, fast immer nur von den fünf Sinnen Hören, Sehen, Tasten, Riechen und Schmecken die Rede. Es wird vergessen, dass wir noch über einen sechsten Sinn verfügen, mit dessen Hilfe uns die Welt und wir selbst innewerden: unseren Körpersinn. Er spürt in die Tiefe, durch ihn nimmt sich unser Körper selbst wahr.

Anders als die Außenwahrnehmung über die »klassischen« fünf Sinne, die Informationen aus der Außenwelt aufnehmen (Exterozeption), schienen die Funktionen und Strukturen der Interozeption, also des Systems der Innen- und Selbstwahrnehmung, für die Wissenschaft lange Zeit unbedeutend. Das hat zwei Gründe: Zum einen fungiert die Interozeption zwar als die physiologische Basis unserer Körperlichkeit, indem sie unsere Körpermitte und unseren Körpersinn generiert. Von dieser Mitte aus eröffnen wir unsere Umwelt. Allerdings fungiert sie verborgen im Hintergrund, gleichsam »verschleiert« hinter unserem Rücken. Wenn wir keine Störung wahrnehmen und unsere Aufmerksamkeit auf einer bestimmten Tätigkeit liegt, sind die Meldungen der Interozeption unauffällig und harmonisch ausbalanciert. Nichts bewusst aus der Körpermitte wahrzunehmen bedeutet also in der Regel, dass die Interozeption physiologisch reibungslos arbeitet – im und als Hintergrund. Erst bei körperlichen Missempfindungen aufgrund von Organstörungen und Störungen des inneren, körperlichen Gleichgewichts (Homöostasestörungen) beansprucht und weckt die Interozeption unsere bewusste Wahrnehmung und Aufmerksamkeit. Sie rückt also erst ins Bewusstsein, wenn etwas nicht so läuft, wie es laufen sollte.

Dazu kommt, dass bei der Interozeption kein bestimmter auslösender Reiz ausgemacht werden kann. Die individuelle Bandbreite, die Subjektivität des Gespürten und die schlecht linear kategorisierbaren Körpergefühle sind methodisch nur schwer fassbar – im Gegensatz zur Exterozeption, wo sich zum Beispiel die optischen Reize beim Sehen klar bestimmen und die ersten peripheren Schritte der Reizleitung beschreiben lassen.

Immerhin konnten in den letzten Jahren einige interozeptive Strukturen, die körperliche Afferenzen wie Hunger und Durst, Temperaturempfinden, das Befinden der Organe und Gefäße und Schmerzen verschalten, neuroanatomisch entschlüsselt werden. Entsprechende Informationen gelangen auch hier insbesondere in den insulären sowie in den anterioren cingulären Cortex.[21] Zum Spektrum des Sinnessystems unseres Körperinneren zählen Aktivitäten des autonomen Nervensystems, alle Informationen über den inneren Selbstsinn, die Druckverhältnisse und die Homöostase der Organe, neuromuskuläre Hintergründe des Bewegungssystems sowie die grundlegenden Verhältnisse des Energiestoffwechsels.

Zu- und Abwendung

Was für Bewegung und Handlung im Großen gesagt wurde, gilt natürlich auch im »Kleinen«. Unsere Mimik zum Beispiel, also die Bewegungen unserer Gesichtsmuskulatur, ist bei weitem nicht einfach nur das nach außen gesendete Zeichen dessen, was in unserem Inneren vor sich geht. Wir sind nicht zuerst fröhlich und lächeln dann, um unsere Mitmenschen darüber zu »informieren«. Genauso wenig spüren wir zuerst einen Schmerz und verziehen dann entsprechend das Gesicht.[22] Wir tun all das zu ein und demselben Zeitpunkt, Inneres und Äußeres gehen wie zwei Geschwister Hand in Hand nebeneinander – keiner zieht den anderen hinter sich her.

Physiologie, Nervenleitungen und Körperfunktionen ähneln einem Gedicht. Ohne Papier und Tinte kann dieses nicht auf Dauer bestehen. Trotzdem ist das Gedicht nicht identisch mit ihnen und lässt sich nicht auf seine Niederschrift reduzieren. Papier und Tinte sind Träger des Gedichts, nicht das Gedicht selbst. Das Gedicht lebt zudem von seinem Ausdruck. Es kann sich nur dann wirklich entfalten, wenn wir es lesen. Erst wenn wir seine Worte aussprechen, zum Erklingen bringen und damit seine lyrische Botschaft und Bedeutung realisieren, verstehen und erleben wir sie. Genauso wird auch eine innere Empfindung nicht in äußerlichen Anzeichen für andere sichtbar gemacht, sondern sie manifestiert und realisiert sich als sichtbare Verhaltensweise, die sich mit anderen teilen lässt. Unser nach außen getragener Körpersinn sagt einiges über unser Befinden.

Dies gilt – vor allem in emotionalen Stresssituationen – nicht nur für die Mimik, sondern auch für das körperliche Sichbewegen, dessen Bedeutung und Ausdruckskraft einiges über unseren Seinszustand und unser Befinden verrät. Unser Körper kann nämlich, wenn wir unter Stress stehen, recht eigen-sinnig sein: Wir machen dann oft Gesten und Gebärden, die unseren bewussten Absichten widersprechen und entgegenstehen. Der körperliche Ausdruck zeigt in so einem Fall gegen unseren Willen Unsicherheit und Verlegenheit, Abscheu und Ekel, aber auch Freude und Vergnügen. Dabei verhält sich unser Körper, unser Körper-Ich, oftmals ehrlicher als das bewusste Kopf-Ich – und weiß manches besser als dieses.

Einen Körpersinn zu haben heißt, wechselseitig in Verbindung zueinander zu stehen. Weil jeder Mensch mit den Menschen ringsumher in Beziehung und in Resonanz steht, kann er ihre Emotionen lesen – ebenso wie er selbst ablesbar ist.

Kühle Atmosphäre, schlechte Stimmung oder ein feindseliger Blick sorgen dafür, dass wir unwillkürlich eine entsprechende innere und äußere Haltung annehmen. Der eigene Körper nimmt die Atmosphäre auf und zeigt dies in seiner Mimik und Gestik – und spiegelt somit direkt wider, was er aufnimmt. Eindruck und Ausdruck sind eins, es gibt keinen Anfang und kein Ende. Der eigene Körpersinn ist immer schon bei den anderen Menschen – und umgekehrt. Er ist immer auch Zwischen-Körper-Sinn.

Ein wichtiges neurobiologisches Korrelat dieser Momente sind unsere Spiegelneuronen, die jegliche zwischenmenschliche (intersubjektive) Interaktionen wesentlich mittragen. Italienische Neurologen entdeckten die speziellen Nervenzellen im Gehirn in den 1990er-Jahren bei Affen. Die Spiegelneuronen feuern sowohl bei eigenen Handlungen als auch dann, wenn man die entsprechende Handlung bei anderen beobachtet. Der (Körper)sinn für das Gegenüber und das Verstehen und Begreifen, was der andere will und macht, mündet durch diese Spiegelung im (Körper)sinn für sich selbst.

In einem phänomenologischen Modell der Hirnfunktionen sind alle Wahrnehmungen und Gefühle aktive Leistungen eines sich ausrichtenden, handelnden Organismus. Bewegung und Körpersinn, Motorik und Sensorik sind grundlegend und taktgebend für die höheren Leistungen des Objekt- und des Selbsterkennens. Diese Leistungen laufen nicht abstrakt ab, sondern stets in konkreten Umwelt- und Selbstbeziehungen.

Entgegen vielen klassischen psychologischen und psychosomatischen Modellen geht es mir bei meiner Arbeit als Arzt daher nicht nur darum, die Körpersprache zu entschlüsseln. Ich versuche vielmehr herauszufinden, inwieweit der Körper meiner Patienten an den seelischen und geistigen Prozessen, an Emotionen und Gefühlen, an Erinnerungen und Gedanken beteiligt ist – und danach richte ich auch meine Behandlungsmethoden aus.

Worauf Symptome gründen

Schon als junger Mann regte sich in mir das Interesse an der Hochschulmedizin. Zuerst jedoch, und dieser Entschluss war über Jahre gereift, wollte ich nach Nepal, Tibet, Indien und China reisen.

Die vielen geistes- und naturwissenschaftlichen Bücher hatten, genau wie die philosophische Ader unseres Vaters, bei meinem Bruder und mir die Neugier auf und das Interesse an alten Schriften, anderen Kulturen und Religionen sowie philosophischen Konzepten geweckt. Ich hatte die Bhagavadgita, den Avesta, den indischen Epos Mahabharata studiert, über verschiedene Meditationswege und philosophische Lehren der Buddhisten gelesen. Nun wollte ich ihre medizinische Erfahrungs- und Denksysteme unbedingt auch er-leben. Mein Bruder und ich wussten aus eigener Erfahrung, wie Schmerz und Behinderung sich anfühlten. Wir hatten gelernt, Schmerzen zu »riechen«, Gefühle zu »lesen«, Verzweiflung und Hoffnungslosigkeit ohne Worte zu verstehen. Wir wussten, was Mitfühlen und tieferes Mitwissen bedeuteten. Jetzt wollte ich wissen, wie man im Himalaja Krankheiten praktisch behandelt. Welche Konzepte wandte man dort bei multipler Sklerose und Schmerz an?

Mit einundzwanzig, ich hatte gerade den Zivildienst beendet, wurde die erste Reise nach Asien Wirklichkeit. In einem Hinterhof in Kathmandu begegnete ich einem brillanten Ayurveda-Arzt: Dr. Vaidya Mana Bajra Bajracharya, der mir in den nächsten Jahren in mehrfacher Hinsicht ein wertvoller Lehrmeister werden sollte. Doch erst einmal warf mich Dr. Mana innerhalb der ersten Woche meiner Hospitation viermal aus seiner Klinik. Meine westliche Arroganz, mein kritischer Blick, meine zweifelnden Fragen, mein Unglaube gegenüber den Berichten seiner Patienten und meine kurzsichtigen Ansichten zu Wissenschaftlichkeit empörten ihn. Heute weiß ich: zu Recht! Doch Dr. Mana brach meine Besserwisserei. Er kultivierte meine Geduld und lehrte mich die Kunst des Zuhörens. Er verblüffte und beeindruckte mich jeden Tag aufs

Neue mit unglaublichen Heilungserfolgen. Sehr viele seiner Patienten kamen aus den USA, Japan, Indien, Russland, England, Deutschland, der Schweiz, Australien und Südamerika. Und alle hatten eines gemeinsam: Sie waren schwer krank und galten in ihrer Welt als austherapiert. Hier jedoch ging es ihnen im Laufe der Wochen immer besser. Jeden Tag begegnete ich Patienten mit Krebs, metastasierten Tumoren, Autoimmunerkrankungen, Rheuma, chronischen Schmerzen und MS, die mir von vermeintlich unmöglichen Heilungserfolgen durch die hiesige Kräutermedizin, die Pillen, die ayurvedische Ernährung und die Akupunktur berichteten.

Dr. Mana fasst diese verblüffenden Ergebnisse mit schlichten Worten zusammen: »Was und wie ihr in Europa mit eurer Medizin behandelt, ist meistens grundsätzlich falsch, schädlich und unwissenschaftlich. Unter eurer scheinbaren ›Therapie‹ werden Ungleichgewichte und Warnsignale bekämpft – und damit erst zu schweren Erkrankungen gemacht. Eure Medikamente greifen die Patienten an, schwächen ihre letzte Widerstandskraft und rauben ihnen jede Möglichkeit, ihre Selbstheilungskräfte zu entwickeln. Ohne eure giftige Medizin wären die Behandlungen und Heilungen für mich wesentlich einfacher.«

Und er fuhr fort: »Wie alt ist eure Wissenschaft? Sechzig Jahre? Hundert? Unsere medizinische Wissenschaft und Lehre vom Heilen ist 2000 Jahre alt oder älter. Die MS-Störung zum Beispiel beginnt nicht im Nervensystem, sondern im Darm. Im nächsten Schritt entwickeln sich Schieflagen im Zucker- und Fettstoffwechsel. Bis zu diesem Zeitpunkt wäre eine ursächliche und erfolgreiche Behandlung und Heilung noch recht einfach. Wenn die Schieflage nicht behoben wird und die Dysbalance im Zucker- und Fettstoffwechsel chronisch wird, schwächt dies das Immunsystem. Parasiten, Bakterien und Viren können sich ungehindert verselbstständigen und Schäden verursachen. Das Entzündungsorchester in Darm, Leber und Fettstoffwechsel des Körpers schlägt schließlich über eine geschwächte Blut-Hirn-Schranke ins Gehirn durch. Erst in dieser letzten Phase entstehen Entzündungsherde im Rückenmark und im Gehirn. Wie um Himmels willen kommt ihr darauf, in dieser Situation zu glauben, Chemotherapien und eine Unterdrückung des Immunsystems würden euren Patienten helfen?«

All das hörte sich damals für mich superspannend an. Und viele Jahre später (2012) würde ich in der westlichen Medizin lernen, dass Dr. Mana auch in diesen Dingen bis ins letzte Detail recht hatte.

In den tibetischen Vierteln Kathmandus lernte ich in diesen Wochen noch zwei weitere sehr gebildete Ärzte und spätere Lehrer kennen: Dr. Amchi Kunzang Kunphen und Dr. Ratna Samphel Rinchen, beide Ärzte für tibetische Medizin. Ihre Sicht der Dinge in der Disziplin Medizin, ihre personalisierten und individualisierten Behandlungskonzepte, ihre extrem ausführlichen Fragen zur Krankheitsentstehung, ihre Kräuter- und Ernährungsmedizin und ihre Geisteshaltung entpuppten sich in den zentralen Inhalten als nahezu identisch mit den ayurvedischen Konzepten Dr. Manas – auch wenn beide Parteien sich streng voneinander abzugrenzen versuchten. Erstaunlich, auch in diesen Praxis-Kliniken stellte ich fest: Alle Patienten waren geduldig, hoch motiviert, zufrieden mit ihren stetigen gesundheitlichen Fortschritten und sahen ihrer Heilung entgegen.

Meine Neugier verwandelte sich in Wissensdurst, und mein Entschluss wurde immer klarer: Ich würde die ayurvedische

Kunst des Heilens studieren, möglichst gleichzeitig aber auch die westliche Schulmedizin.

***

Und im Grunde war mir schon damals klar, dass ein Denken, wie es dem Gedankenexperiment des Avicenna entspricht (»mit einem Schlag fertig erschaffen und voll entwickelt«, »in der Luft oder im leeren Raum schwebend, ohne den Luftwiderstand zu spüren«), eine völlig unangemessene und unwirkliche Beschreibung war. Heute weiß ich, dass sie allenfalls misslingende Beziehungen abbildet. Unsere Umwelt und Mitwelt sind ab der ersten Lebensminute an lebenswichtiges Biotop und notwendige Grundbedingung unserer Entwicklung.

Selbst in solchen Alltäglichkeiten wie unserer Sprache zeigt sich immer wieder, dass der Körpersinn und das konkrete, körperliche, sensomotorische Sichvorfinden und Sichspüren im Raum eine Einheit bilden. So bestimmt beispielsweise die körperliche Ausrichtung des Menschen im Raum maßgeblich seine Wesenszüge: Wir steigen beruflich auf, schauen zu anderen auf oder auf sie herab. Wir fallen tief, liegen am Boden oder können »dem Druck nicht standhalten«. Wir fühlen uns leicht und machen große Fortschritte. Es gibt unzählige Beispiele ... Genauso gründet die Struktur der Zeit in der Art und Weise, wie wir den Raum um uns erfahren und uns in ihm bewegen: Die Zukunft liegt vor uns, wir schauen ihr entgegen. Die Vergangenheit dagegen liegt hinter uns, wir blicken auf sie zurück.[23] Allerdings kann uns die Vergangenheit nach traumatischen Erlebnissen auch einholen und das Leben in der Gegenwart sowie die Zukunft zu verschließen und zu erdrücken drohen. Dadurch können sich Dysbalancen und Stressmuster festigen und Krankheitsbilder entstehen, die »klassisch« therapiert nicht selten als unheilbar erscheinen und deren erfolgreiche Behandlung einer ebenso feinwie scharfsinnigen Ursachenforschung bedarf. Dies ist mir nicht erst bewusst, seit ich selbst als Arzt praktiziere.

***

Zurück in Deutschland erhielt ich nach einer anfänglichen Zusage eines Medizinstudienplatzes in Padua doch noch einen Platz an meiner »Wunsch-Uni« Freiburg. Unserem Vater ging es damals so schlecht, dass er fast in seinem Rollstuhl lag und es kaum mehr aus dem Haus schaffte. Es schien, als hätte er resigniert, was natürlich für unsere Mutter Stress pur war. Italien war in dieser Situation einfach zu weit weg und musste auf später warten.

Im Studium wurde die Anatomie mein liebstes Fach. Sie sollte in mehrfacher Hinsicht wegweisend werden. Auf der Suche nach irgendeiner neuen Hilfe für unseren Pa erfuhr ich die Adresse zweier ungewöhnlicher Spezialisten. Noch wusste ich nicht, dass beide als Schlüsselfiguren mein weiteres Leben, mein Denken und Handeln prägen würden. Der Arzt Walter Packi in Freiburg, ein Genie im Bereich Biokinematik und ein Querdenker in der Behandlung von Schmerzen, wurde ein ebenso wichtiger Lehrmeister wie der Facharzt für Orthopädie, manuelle Therapieverfahren und Atlastherapie Tilmann Goerttler in Badenweiler.

Was mir direkt auffiel: Nach all den Jahren waren sie die Ersten, die unseren Vater anständig begrüßten. Sie bückten sich und reichten ihm die Hand. Was nun folgte, sollte mein

Leben für immer verändern. Sie stellten unserem Vater in den ersten Momenten der Begegnung eine zentrale Frage: »Herr Mosetter, was für einen Unfall hatten Sie?« Mit der Hand zeichneten beide Ärzte unabhängig voneinander eine Drehbewegung, einen Kreisel in die Luft. »Sie müssen eine extreme Drehschleuderbewegung und eine Beschleunigungsverletzung erlebt haben.«

Unser Vater nickte: »Ja, ich hatte einen solchen Unfall. 1951 bei der Arbeit im Entwicklungslabor. Gesichert durch eine Isolationsmatte wurde ich im Rahmen der Anwendung eines neuen Stromwechselschalters bei niederer Stromstärke, aber hohen Voltspannungen so stark beschleunigt, dass es mich laut den Aussagen meiner Entwicklungsingenieure nahezu dreimal um meine Körperachse gedreht – und dann an die Wand katapultiert hat.«

Genau diesen Sachverhalt hatte Pa stets allen Medizinern erklärt, zumal er ja davor völlig gesund gewesen war. Allerdings hatte das bisher niemanden interessiert. Stattdessen versicherten alle, dass es da keinen Zusammenhang gäbe. Packi und Goerttler jedoch reagierten wieder nahezu identisch. »Vor diesem Ereignis waren Sie gesund, nicht wahr?«

»Ja, vollkommen«, lautete die eindeutige Antwort unseres Vaters.

Erstaunt fragte ich: »Wie können Sie das sehen? Woher wissen Sie das so schnell? Wieso haben die unzähligen anderen Fachärzte das nicht erkannt?«

»Die können das nicht wissen, und es wird auch leider nicht mehr gelehrt«, so Goerttler.

Und Packi kommentierte die absurde Konstellation mit den Worten: »Die verstehen von Biokinematik und Physik gar nichts. Das erlebe ich jeden Tag.«

Packi untersuchte unseren Vater mit seinen Händen, griff ihn um den Hals, drückte von vorn in die Halswirbelsäule ...

»Au!« Ein Aufschrei, dann ein Lacher, von unserem Pa.

»Bei Ihnen ist alles blockiert und fest! Kein Wunder, dass Sie Schmerzen haben und nicht laufen können«, bemerkte Packi.

Goerttler fertigte vier Funktionsröntgenbilder des Kopfes und der Halswirbelsäule an, sogenannte Atlaszielaufnahmen nach Arlen, anhand derer er mir die extremen Fehlstellungen und Blockierungen der oberen Halswirbelsäule erklärte. »Hier sehen Sie sehr eindrücklich, wie nicht nur Gelenke ohne jede Funktion ausgehebelt sind, sondern ganz sicher die Leitungsbahnen des Rückenmarks angegriffen sein müssen. Deshalb kann Ihr Vater nicht gehen. Und aufgrund dieser strangulationsähnlichen Situation leidet er an unerträglichen Schmerzen, die typischerweise über Medikamente nicht beherrschbar sind. Die Behandlung ist nach so vielen Jahren leider sehr schwierig und langwierig. Und wir wissen nicht, inwieweit wir zumindest schmerzlindernd therapieren können.«

Mir wurde augenblicklich offenbar: Die Krankheitsgeschichte unseres Vaters begann lange vor meiner Geburt – 1951. Begeistert entfuhr es mir: »Das möchte ich unbedingt auch lernen. Bei Ihnen!«

Mit einem milden Lächeln entgegnete Goerttler: »Junger Mann, dazu müssten Sie schon Arzt werden.«

Selbstsicher und fest entschlossen entgegnete ich: »Mit dem Medizinstudium habe ich sowieso schon angefangen. Aber ich möchte lernen, Menschen so zu behandeln, wie Sie es tun. Dann darf ich also kommen, so bald als möglich?«

Packi und Goerttler wurden in den nächsten Jahren meine wichtigsten Lehrer. Packi war vom zweiten Semester 1987/88 bis 1991 ein Freund und Vorbild im mathematischen und biokinematischen Denken in Muskelvektoren, Goerttler bis zu seinem Tod im Herbst 1995 ein strenger Meister und Mentor. Ihm verdanke ich, dass ich das Studium der Medizin richtig zu Ende führte. Dass ich den Mut entwickelte, schon im dritten Semester selbstständig zu behandeln, und – mit der parallelen Ausbildung zum staatlich geprüften Heilpraktiker – eine eigene Praxis eröffnete. Nach den langen Praxistagen weihte er mich genauso in die erste Ausgabe der Triggerpunkt-Klassiker von Janet G. Travell und David G. Simons ein und lehrte mich die speziellen Griffe der Chiro- und Atlastherapie.

Die Zusammenführung der tibetisch-ayurvedischen Erfahrungsmedizin und der Akupunktur mit seinem exakten Wissen aus Biomechanik, Biokinematik und den manuellen Künsten eröffneten bisher ungeahnte Lichtblicke.

Im täglichen Eins-zu-eins-Lehrverhältnis inspirierten mich Goerttler und Packi maximal und trugen dazu bei, das Bild, das ich aufgrund meiner bisherigen persönlichen Erfahrungen von manchen Halbgöttern in Weiß hatte, zu revidieren und mich mit der Ärzteschaft zu versöhnen.

***

In den letzten Tagen des Jahres 1987, vor allem aber im darauffolgenden Jahr, ereignete sich, wie die nächsten 25 Jahre zeigen sollten, eine weitere wichtige Fügung – für die ganze Familie.

In einer Vorlesung im Fach klinische Psychologie hörte ich erstmals Gottfried Fischer. Er sprach darüber, dass die Ätiologie als die Lehre, was die Entstehung von Krankheiten verursacht, in der Medizin verlorengegangen sei beziehungsweise ausgetrieben wurde. »Wie soll man verstehen, wenn man nichts weiß? Wie wollen Sie erfolgreich behandeln, wenn Sie nichts verstanden haben?« Das waren fantastische Fragen – gerade in Hinblick auf die miserablen Therapien bei unserem Vater.

Mein Interesse war wieder einmal geweckt. Es schien, als ob auch hier noch intelligente und logische Denksysteme und Konzepte zu entdecken seien. Und tatsächlich entpuppte sich der Privatdozent als ein regelrechter Philosoph und medizinischer Psychologe, stets auf der Suche nach kausalen Lösungen. Im Anschluss an eine interessante Klausur mit Fallrekonstruktion, die erstmals nicht auf ein Multiple-Choice-Fragesystem reduziert war, bat er mich nach der Vorlesung nach vorn. »Sie haben mit Abstand die beste Arbeit geschrieben. Wenn Sie Interesse haben, würde ich Sie sehr gerne bei einer Doktorarbeit in meiner Abteilung betreuen.« Und weiter: »Sagen Sie, ist zufällig irgendjemand in Ihrer Familie schwer krank?«

Meinem zuerst kurzen »Ja« schenkte Gottfried Fischer viel Zeit und Zuwendung. Schon im dritten Gespräch um unsere Doktorarbeit unter dem wie für mich maßgeschneiderten Gesamtprojekt »Misserfolgsforschung in der Psychotherapie und die akzentuierte Bedeutung von lebensgeschichtlichen Ereignissen, Traumata und körperlicher Symptomatologie für erfolgreiche Therapien« befragte mich Fischer nach biografischen Hintergründen innerhalb unserer Familiengeschichte: »Wissen Sie, woher der Name ›Mosetter‹ kommt? Hat Ihre Familie eventuell hugenottische Ursprünge? Hat Ihr Vater Geschwister?«

Äußerst spannende Fragen. In dieser Art und Weise wollte ich später auch einmal Fragen stellen können. Tatsächlich stammt unsere Familie von den Hugenotten ab. Und unser Vater hatte einen eineiigen Zwilling namens Kurt. Wie mein

Bruder und ich gar nicht lange zuvor erfahren hatten, wurde er 1944 von einem SS-Offizier erschossen.

»Wissen Sie, ob Ihr Vater und sein Bruder sich sehr nahe standen, sehr viel miteinander unternommen haben?«, fragte mein Doktorvater und landete damit wiederholt einen hundertprozentigen Treffer.

»Ja, sie waren wohl unzertrennlich, wanderten immer zusammen, hatten schon mit sechzehn Jahren gemeinsame Patente angemeldet, lebten in einem Kosmos voller Musik und Philosophie und glaubten an eine Welt der Schönheit und Vernunft. Die Ereignisse und Schrecken des Zweiten Weltkriegs müssen für beide unfassbar erschütternd gewesen sein.«

Fischer nickte und blickte mich tröstend an: »Ja, sehr wahrscheinlich war das für Ihren Vater schwer traumatisierend. Reden Sie mit ihm über diese Vergangenheit.«

Die Geschichte der »unheilbaren« Krankheit war also noch älter als gedacht. Und sie war nicht nur primär physisch/physikalisch bedingt. Sie hatte ihren seelischen Ursprung schon 1944!

Dem Rat meines Professors folgend sprach ich mit meinem Vater über die Geschichte der Zwillinge Werner und Kurt Mosetter. Pa konnte erstmals erzählen, wie entsetzlich der Verlust seines Bruders – überhaupt alles in dieser Zeit – für ihn war. Wir reisten zum Grab seines Bruders und trauerten. Diese Reise sollte fortan die Wirksamkeit der Behandlungen optimieren.

***

Heute wissen wir: Mit unserem Körpersinn sind wir ausgerichtet auf Dinge und Situationen in unserer Umwelt; oft sind wir dieser ausgeliefert. Das Körpergedächtnis ist viel weiter gefasst, als wir es uns gemeinhin vorstellen. Und vor diesem Hintergrund entwickeln sich körperliche Symptome und Beschwerdebilder. Der Körpersinn vermittelt dabei zwischen Innen und Außen, zwischen Wollen und Können beziehungsweise Nichtkönnen, Nichtwollen und Müssen. Seine Widersprüche gestalten sich sensomotorisch, nehmen in neuromuskulären Handlungs- und Reaktionsmustern Gestalt an. Ausgetragen und ausgeführt werden sie primär über unser größtes Wahrnehmungs- und Handlungsorgan, die Muskulatur und Faszien. Und genau dort muss man suchen, um zu erkennen, worauf Symptome gründen, welche Aufgabe und welchen Sinn sie haben – und sie effektiv und ursächlich behandeln. Symptome entstehen nicht wahllos. Sie haben eine nachvollziehbare, sinnvolle Geschichte.

Die Welt in uns

Mit unserem Körpersinn korrespondiert ein körperlicher naher Umraum. Dieser Leibraum fungiert gleichsam als Grenzlinie, als Mitte und Mittler zwischen Innen und Außen. Als Leibraum ist er kein abstrakt geometrischer, objektiver, sondern konkreter, ständig vollzogener, erlebter, eingeräumter Raum. Der Handelnde engagiert sich, richtet sich aus und setzt seinen Nah- und Lebensraum expansiv fort im Richtungs- beziehungsweise Handlungsraum, der die Selbstentfaltung und Entfaltung von Handlungen in der Welt darstellt. Wechselseitig werden so das eigene körperliche Sein und Wirken sowie das Sein und Wirken der Umwelt bestimmt und räumlich erfahren.

Dass unsere Grenzen und damit unser Eigenraum nicht an der Haut oder Kleidung enden, wird schnell deutlich, wenn man einmal beobachtet, wie sich ein leerer Zugwaggon allmählich füllt. Jeder Passagier wird sich zunächst in eine leere Sitzgruppe oder Reihe setzen. Erst wenn dies nicht mehr möglich ist, scheint es auch nicht mehr aufdringlich, sich näher oder sogar direkt neben einen fremden Mitreisenden zu setzen.

Ist die Ausrichtung und Ausweitung des Leibraums erschwert, wird seine Entfaltung behindert oder erdrückt, wird es emotional eng. Bei körper- und psychopathologischen Veränderungen zeigt sich dies sehr schnell im Negativen: Das Selbstverständliche wird dann als Nicht-Selbstverständliches sichtbar. Ist beispielsweise, wie im Falle einer Polyneuropathie, die körperliche Selbstwahrnehmung und damit die leibliche Basis physiologisch gestört, fühlen und erleben sich die Betroffenen wie ausgehöhlt und bodenlos. Polyradikulitis, eine entzündliche Erkrankung des Nervensystems, und entsprechende Lähmungen (wie das Guillain-Barré-Syndrom) entmächtigen die Betroffenen ebenfalls. Sie fühlen sich gesteuert, ihr Tun fühlt sich für sie fremd an. Der eigene konkrete Handlungsraum wird für den Betroffenen zu einem rein faktischen, abstrakten, objektiven Raum (De-Realisation). Statt eines gelebten und erlebenden Handlungsvollzugs sind nur abstrakte Feststellungen möglich. Die Welt wird verzerrt, kulissenhaft, flächig, unbewohnt und hohl.

Wie bei der Analyse körperlicher Schmerzen und der Darstellung des Schmerzraums zeigt sich auch hier: In unserem Handeln und Erleben sind wir werdender, ausgerichteter Raum. Ist dessen leibliche Basis gestört, eingeengt oder verzerrt, wird das seine Entsprechung in einer grundlegenden mentalen Störung und Psychopathologie finden.

Genauso beeinflusst das psychische Erleben körperliche Vorgänge und gegebenenfalls auch Erkrankungen – ein Phänomen, für das die Wissenschaft den Begriff »Psychosomatik« gefunden hat, der sich aus den Begriffen »Psyche«, also der Seele, und »Soma«, dem Körper, zusammensetzt. Sehr häufig und insbesondere in psychologischen Schultraditionen finden sich darunter Konzepte und Begriffe wie »Somatisierung«, »Konversion«, »Organ-« oder »Symptomwahl«. Gemeint ist damit eine Umwandlung von emotionalen Prozessen in körperlich-medizinische Vorgänge, also die Übertragung von Affekten auf Organe. Im Grunde gehen aber auch diese Vorstellungen von einem letztlich welt- und körperlosen Bewusstsein und Seelenleben aus. Der Körper dagegen wird im Endeffekt als ein sinn-freier, seelenloser Organapparat betrachtet. Er ist bis heute der »Dumme«, der zunächst Sinn-lose. Der grundlegende Körpersinn wird nicht gesehen und verstanden. Dabei ist es für eine erfolgreiche Behandlung so wichtig, beide Seiten zu betrachten und zu beachten. Es verwundert daher nicht, dass beispielsweise Schmerzzustände mit Entfremdungsempfindungen häufig nur äußerst mäßig auf klassische Schmerztherapien ansprechen. Sehr oft verstärken sich unter entsprechender Medikation andere Missempfindungen und das Gefühl, den »fremden« Körper nicht kontrollieren zu können. Derartige Selbstwahrnehmungen werden dann häufig in den Bereich des Psychogenen und psychisch Überlagerten abklassifiziert.

Dabei haben Körper- und Gefühlslandschaften sowie psychisches Empfinden eine gemeinsame Basis: den Selbstsinn aus der Körperwelt des psychischen Selbst und die neuronalen Repräsentationen in den Vernetzungen des Gehirnorchesters.

Die Grade bewusster Selbstwahrnehmung sind auf die Veränderungen unseres Körperbewusstseins angelegt. Die Wahrnehmung unseres physischen Selbst gestaltet sich in neuronalen Rückkopplungsschleifen abgeglichener, validierter und integrierter Bilder des Zustands unseres Körpers. Und die Befindlichkeit des Körpers ist somit essenzielle Basis unseres abstrakten geistigen Selbst, physischer Selbstsinn und psychisches Selbst sind damit untrennbare Realitäten.

Verzerrte, dysregulierte Muskel-, Organ- und Homöostaseverhältnisse entsprechen dysfunktionalen Körperlandschaftskartierungen und können Teil und Grundlage sehr verschiedener Pathologien werden. Realitäts- und Personalitätsverlust, Verschiebungen zwischen Vorstellungswelt, virtuellen Welten, der Welt des anderen und dem eigenen Selbst können zu körperlichen Missempfindungen, Schmerz oder psychischen Erkrankungen führen.[24]

Natürlich fällt es leicht, sich als mit der Welt verbunden zu betrachten, solange es einem gutgeht. Doch dann, wenn wir krank sind und Schmerzen haben, dürfen wir Körper, Gehirn und Geist nicht isoliert betrachten, sondern sollten berücksichtigen, dass sie immer schon in einer lebendigen Beziehung (Relation) zur Umwelt und Mitwelt stehen. Oder wie es der deutsche Mediziner und Philosoph Georg Northoff formuliert:

> »Ein Symptom einer Erkrankung kann nicht nur lokal als Ausfall einer isolierten Elementarfunktion verstanden werden, sondern es muss als Anpassung des Organismus an sein durch die Läsion verändertes Verhältnis zur Umwelt angesehen werden [...] da an der Gestaltung der Symptome sowohl das gesamte neuronale und körperliche Netzwerk als auch die Beziehung zur Umwelt beteiligt sind.«[25]

Um »Gesundheit« und »Krankheit« zu verstehen, braucht es einen interaktiven und relationalen Ansatz: Körper, Gehirn und Geist sind nicht isoliert zu betrachten, sondern stehen immer schon in einer lebendigen Beziehung (Relation) zur Umwelt und Mitwelt.

Und so sollten immer der gesamte Mensch und seine Situation (seine Umwelt, seine Mitwelt) in der Behandlung mitberücksichtigt werden. So wie psychische Probleme auf den Körper wirken können – wir haben zum Beispiel Bauchschmerzen oder Herzrasen vor Angst, bekommen durch Dauerstress ein Magengeschwür oder einen Tinnitus –, kann das psychische Befinden ebenso auf dem umgekehrten Wege durch den Körper beeinflusst werden. Zum Negativen wie zum Positiven.

Psychische Probleme sollten daher nicht vom Körper isoliert betrachtet werden, weshalb der klassischen Psychotherapie zuweilen Grenzen gesetzt sind. Nach der Lehre und in der Tradition von Sigmund Freud leiten sich seelische Krankheiten und Symptome überwiegend aus innerseelischen Konflikten ab. Können diese nicht gelöst oder bewältigt werden, kommt es zu neurologischen und körperlichen Symptomen. Als erlebende und handelnde Subjekte leben wir jedoch stets in konkreten Situationen. Der Mensch muss sich primär nicht innerseelischen, sondern innerweltlichen Herausforderungen und Problemsituationen stellen. Es ist das Verdienst meines Dozenten und Mentors Gottfried Fischer, das klassische, innerseelische Triebwunsch-Triebschicksal-Modell der lebensweltlichen Realität angepasst und neu formuliert zu haben. In der Welt geht es um Beziehungen zwischen Subjekt und Umwelt. Es geht um Konflikte, Missverhältnisse und die Diskrepanz zwischen Bedrohung und individuellen

Bewältigungsstrategien. Im traumatischen Extremfall, wenn dieses Missverhältnis zu groß und unüberbrückbar wird, geht es darum, was wir tun können, wenn wir nichts mehr tun können. Wenn der Körper in Angst und Schrecken erstarrt. Wenn Wahrnehmen und Tun, Sensorik und Motorik auseinanderbrechen.[26]

Indem wir den Körper in die Behandlung mit einbeziehen, können wir den ganzen Menschen erreichen – mit all seinen Sinnen, Bedürfnissen und Emotionen.

Die Intention dieses Buches ist es, die häufig nicht bewussten Zusammenhänge zwischen Körper, Psyche und jenem Inneren, das man gemeinhin als »Seele« bezeichnet, aufzuhellen, persönliche Risiken und »Stolperschwellen« zu erkennen sowie Wege der Behandlung zu zeigen. Wege, mit denen ich in meiner Praxis schon sehr vielen Patienten helfen konnte, ihre psychischen Probleme zu überwinden und ihre (Lebens)energie zurückzugewinnen – und die letztendlich auch unserem Vater geholfen haben, aus der tiefen Dunkelheit wieder zurück ins Licht zu finden.

***

Im Verlaufe von oftmals täglichen und insgesamt mehr als vierhundert Behandlungen lernte Pa, bei immer weniger Schmerzen Schritt um Schritt wieder zu gehen. Statt weniger Meter schaffte er zunächst Strecken von hundert, zweihundert Metern, schließlich erstmals zwei Kilometer. Er wurde immer aufrechter, lockerer und gewann seine Lebensfreude zurück. Mit immer besseren und ausbalancierteren Muskeln kam seine obere Halswirbelsäule zunehmend besser ins Lot und wurde Millimeter für Millimeter entstört. Diese obere Halswirbelsäule wurde in meiner zukünftigen Arbeit eine »meiner« anatomischen Schlüsselstellen.

Wir behandelten die verkürzte vordere Körperseite unseres Vaters über die Regulation und ein Dehnungs-Längen-Training der Bauchmuskeln, der Hüftbeuger und der Brustmuskeln. Gleichzeitig wurden die schwachen und verkümmerten Gesäßmuskeln und der knieführende M. vastus medialis gestärkt. Die Rückenstrecker wurden von ihrer Dauerspannung erlöst und die kleinen Nackenmuskeln wieder in ihre natürliche Kopfzentrierungsrolle zurückgeführt.

Die gänzlich aus den harmonischen Bewegungsachsen geratenen Halsmuskeln und Kopfgelenke lernten über die Behandlung jedes einzelnen Mitspielers im Muskel-Faszien-Nerven-und-Gelenk-Orchester, sich wieder neu zu synchronisieren. Die manuelle Stimulation des autonomen Ruhe-Nervensystems und der vegetativen Ganglien mit regenerativen, sympathikolytischen Effekten sowie Nervus-vagus-Aktivierungen sorgten darüber hinaus für die Grundlagen einer neurobiologischen Reorganisation. Jahre später haben wir diese Möglichkeiten konkret durch Günter Haffelder und Gertraud Teuchert-Noodt gezeigt bekommen.

Ein Zugewinn an Bewegungsgeometrie, Beweglichkeit, Durchblutung, vegetativer Steuerung, Blut-Hirn-Schranken-Funktionen, Energieversorgung und die Rückeroberung einer physiologischen Homöostase stellten die Grundlage für die Überwindung der MS-Symptome dar. Der Kopfschmerz, die ausstrahlenden Schmerzen, Schwindel, Gangunsicherheit, Ataxie, Kribbeln, Ameisenlaufen, Taubheit, Schwäche, bleierne Müdigkeit, Erschlagenheitsgefühle, Schlaflosigkeit, Lichtempfindlichkeit und depressive Verstimmungen verschwanden langsam, aber sicher. Und lösten sich nach und nach tatsächlich auf. Im Frühjahr 1990 erreichten wir sogar dreieinhalb Kilometer – und das mit für unmöglich gehaltenen »tänzelnden« Einlagen. Wenn uns das ein Arzt zwanzig Jahre zuvor prophezeit hätte, wir hätten wohl alle nur ungläubig den Kopf geschüttelt.

***

Die Erfahrungen, die ich in all den Jahren machen konnte, und die Wissenssysteme, die ich kennengelernt hatte, bilden das Fundament des mehrdimensionalen Behandlungskonzepts der Myoreflextherapie, wie ich sie heute praktiziere und von denen die nun folgenden Fallbeispiele aus unserer Praxis handeln.

FRAU M. ODER ÜBERLASTUNG DURCH MANGELNDE ANERKENNUNG

Man liest und hört heute fast täglich über die steigenden Belastungen im Berufs- und Privatleben. Und letztendlich geht es dabei immer um die Frage, ob und wie wir gesund bleiben können und nicht krank werden. Doch wann sind wir überhaupt gesund? Was bedeutet es, gesund zu sein?

Der Mediziner Thure von Uexküll schlug einmal vor, »›Gesundheit‹ als intaktes und ›Krankheit‹ als gestörtes Beziehungsgefüge« zu definieren. Er beschrieb dabei Beziehungen als »Fäden«, die ein Lebewesen mit anderen Lebewesen und mit seiner Umgebung verknüpfen.[27]

Nach Uexküll entstammt weder die gesamte Ausrichtung auf unsere Umwelt – also unsere Aufrichtung und Haltung – noch unser emotionales Befinden einer »Menschen-Innenwelt«. Beide sind vielmehr Momente und Fäden eines lebendigen Gewebes aus sozialen, emotionalen und körperlichen Beziehungen und Bedeutsamkeiten.

Leider können wir diese Fäden nur begrenzt willentlich und bewusst steuern. Es ist der Körpersinn, der dieses lebendige Gewebe aus sozialen und emotionalen Beziehungsfäden webt – vor allen bewussten Wegen verwirklicht sich zwischenmenschliche Kommunikation und Atmosphäre körperlich. Der Körpersinn realisiert und signalisiert sehr schnell, wo es hingeht: ob man etwa im beruflichen Umfeld willkommen, anerkannt und integriert ist oder nicht; ob man offen sein kann oder sich verschließen muss; ob man entspannt oder angespannt ist. Eine gelingende Beziehung bedeutet dabei Einklang und Resonanz mit anderen Menschen, die Fortsetzung und Bestätigung der eigenen Absichten und Handlungen. Werden diese zu sehr eingeengt oder greifen sie ins Leere, kommt es dagegen zu Kränkungen und Entfremdungen. Beziehungsstörung macht krank. Denn der Mensch ist von Grund auf ein soziales Wesen: Um gut leben zu können, bedarf er der Mitwelt. Beziehungen und Begegnungen mit unseresgleichen sind eine wesentliche Bedingung unseres Menschseins und unseres Körpersinns. Es braucht die passenden Gegenleistungen. Ohne den Gegenpart der Mitmenschen und ohne das Widerlager der Umgebung und ihrer Dinge könnten wir uns gar nicht selbst erfahren und wahrnehmen.[28] Für jede Eigenempfindung bedarf es einer entsprechenden Gegenleistung der Umwelt – so wie jeder Schritt unserer Füße des Bodens bedarf, um sicher auftreten zu können. Nur dann spüren und erfahren wir den Untergrund, und (!) wir spüren und erfahren unsere Füße. Beides gibt uns Sicherheit und Orientierung. Bei Glatteis wird es schwierig, wir sind unsicher. Die Gegenleistung ist zu schwach und ungenau, der Widerstand der Umgebung zu leicht und flüchtig. Jeder Schritt kann ins Leere gehen. Wir können den Halt verlieren, werden instabil und müssen mehr und mehr mit dem Kopf steuern.

Was bei Glatteis mit unseren Füßen passiert, trifft ähnlich auch im menschlichen Miteinander auf. Passt der Gegenpart für uns nicht, sind wir nicht in der Lage, ihn richtig zu spüren und zu erfahren. Wir werden instabil. Wieder einmal sind es dann körperliche Umschreibungen, die unsere Seelenlage darstellen: Wie ist es, depressiv oder mutlos zu sein? Schwer, bedrückend! Wie fühlt es sich an, Angst zu haben? Eng, einschnürend! Dabei liegen die Schwere, die Enge sowohl in uns selbst (in unserem Körper) als auch in der Umgebung, also in den Situationen, die wir ertragen müssen.

***

Etwas Ähnliches musste auch eine meiner Patientinnen erleben: »Sie können sich nicht vorstellen, was ich mir alles anhören musste. Nachdem es mit meinem Kreuz in dieser Spezialklinik jeden Tag schlechter ging, die Schmerzen immer stärker ins Bein ausstrahlten und auch mehrere Schmerzmittel nicht mehr halfen, kam tatsächlich ein Psychologe und wollte mir einreden, dass meine Schwiegermutter das Problem sei ... Unglaublich, nicht wahr? Als Nächstes eröffnete mir dann der Chefarzt, dass mir auf konservativem Wege leider nicht zu helfen sei und ich mich daher auf eine Bandscheibenoperation vorbereiten sollte. Das wäre aber kein Problem, er hätte gute Kontakte zu einer Klinik, und solche Operationen seien heute Routine. Denen habe ich aber was erzählt. Erstens ist im Moment wirklich nicht meine Schwiegermutter das Problem. Und zweitens werde ich mich auf gar keinen Fall operieren lassen!«

Diese Schimpftirade sollte der Auftakt meiner ersten Untersuchung und Behandlung von Frau M. sein. Sie ergab, dass die Frau nicht nur an einem Bandscheibenvorfall litt, sondern gleich an zwei größeren Vorfällen im Bereich der unteren Lendenwirbelsäule. Und diese wurden noch von Nervenwurzelreizungen, Ausstrahlungen ins Bein und starken

Rückenschmerzen begleitet. Gleichzeitig sorgten drei Bandscheibenvorwölbungen in der Halswirbelsäule für chronische Schmerzen in Genick, Schulter und Arm.

Einige wichtige Fragen sollten helfen, mir einen besseren Einblick in diese Leidensgeschichte zu verschaffen: »Seit wann haben Sie denn diese Beschwerden? Wann hat das alles angefangen? Haben Sie einen Beruf, bei dem Sie sich überlasten? Gab es in der Vergangenheit irgendetwas, was zumindest ein bisschen half, die Schmerzen zu lindern? Hatten Sie in der Zeit, bevor das Ganze losging, einen Unfall oder waren Sie besonderen körperlichen Belastungen beziehungsweise außergewöhnlichem Stress ausgesetzt? Wie geht es Ihnen nachts mit Ihren Schmerzen? Können Sie einigermaßen schlafen?«

Ich erfuhr, dass sich Frau M. schon seit vielen Jahren mit Rückenschmerzen herumschlug. Anfangs war es »nur« ein Hexenschuss ab und an, den der Arzt mit Spritzen und durch Einrenken beheben konnte. In den vergangenen vier Jahren wurde es dann aber immer schlimmer. Nachts fand meine Patientin kaum eine Position, in der sie schlafen konnte. Die Schmerzen waren dann fast noch quälender als am Tag. Viel Arbeit hatte sie eigentlich schon immer. In den letzten Jahren kam dann noch der Umbau des Eigenheims dazu – und die Pflege der Schwiegermutter.

Die Architektur der Wirbelsäule

Wie gewöhnlich führte mein erster Behandlungsschritt über die Muskeln und Faszien. Mit kurzen Worten erklärte ich Frau M., wieso wir versuchen würden, ihr über die Wirkkräfte der Muskeln zu helfen. »Nicht Ihre Bandscheiben sind schuld an der Misere, sondern Ihre aus dem Lot geratenen Muskelzüge.« Ich bemühte das Bild eines Baukrans mit einem vertikalen und einem horizontalen Stahlträger, einer Gelenkachse und mehreren Seilzügen. Ist das Drahtseil, das hinter der Vertikalen verläuft, zu kurz, kann der Kran Lasten nicht mehr sauber tragen, und die Gelenkachse wird ausgehebelt. Genauso wäre es bei der Wirbelsäule und den Bandscheiben. Wenn es uns gelänge, die »Muskel-Seil-Züge« wieder richtig einzustellen, könnten jene auch wieder stabil und frei funktionieren.

Sicherheitshalber setzte ich gleich noch ein zweites Bild nach: »Stellen Sie sich vor, Ihr Wirbelknochen wäre eine Kutsche, Ihre Bandscheibe die Deichsel. Damit das Gefährt ans Ziel kommt, brauchen Sie gute Pferde. Wenn diese verrücktspielen oder zwei Wildpferde nach links ausbrechen, während zwei Ackergäule gleichzeitig auf der rechten Seite die Spur nicht halten können, bricht die Deichsel. Die Kutsche kommt aus der Spur und wird ihr Ziel nie erreichen können. Im Körper übernehmen die Muskeln die Aufgabe der Pferde. Und bei Ihnen entsprechen die Bauch- und Hüftbeugemuskeln den außer Rand und Band geratenen Wildpferden. Po- und Rückenmuskeln den überlasteten Pferden. Kein Wunder, dass Ihre Bandscheiben ausgequetscht werden. Lassen Sie uns also beginnen, Ihre Muskeln wieder in die Spur zu bringen.«

Ich begann mit der Behandlung der Muskeln rund um den obersten Halswirbel (Atlas), eine Leitstelle, weil die Muskulatur dieser Partie das Wirbelgefährt wie ein Kutscher »führt«. Wir arbeiteten mit für Frau M. ungewöhnlichen Mund-, Unterkiefer- und Kopfdrehübungen, um die Kaumuskeln zu aktivieren. Dadurch gelang es Frau M. immer besser, die Nacken- und Halsmuskeln zu entspannen.

Diese Übungen sollten für Frau M. zu einem wichtigen Bestandteil zentral entstressender Ausgleichsgymnastik werden – so wichtig und alltäglich wie das Zähneputzen. Die zu Beginn der Sitzung stark reduzierte Beweglichkeit in den Kiefer- und Kopfgelenken mit extrem verspannten Nackenmuskeln besserte sich recht schnell und vor allem auch für Frau M. deutlich spürbar: »Wenn ich es nicht selbst erlebte, würde ich das nie glauben. Ich kann schon jetzt den Hals viel besser drehen. Und im Moment sind die Schmerzen im Nacken und in den Armen nahezu verschwunden. Wenn das unten im Rücken genauso läuft ... Da bin ich ja gespannt!«

Frau M. musste nicht lange warten. Direkt im Anschluss an die manuelle Druckpunktbehandlung an den Hüftbeuge- und Bauchmuskeln beübte sie diese Muskeln unter Anleitung aus einer speziellen Aufdehnung gegen den Widerstand meiner Hand auf ihrem Brustbein.

Langsam richteten sich so die »eingerosteten« Muskelzüge wieder auf. Stück für Stück kamen das Iliosakralgelenk, die Lendenwirbelsäule und die Gesäßmuskeln wieder ins Lot. Und langsam, aber sicher wurden die Schmerzen weniger.

»Alle Wetter, Frau M., Ihre Muskeln sind hart wie Gondelseile. Da müssen Sie sich in den letzten Jahren wirklich große Lasten aufgeladen haben.«

Nach einem Moment des Schweigens bemerkte die Frau murmelnd: »O ja, wenn ich das jetzt so spüre, muss ich wirklich zugeben: Sie haben wohl mehr als recht.«

***

Unser erstes Treffen war für Frau M. wegweisend gewesen. Die grundlegende Verbesserung von Beweglichkeit, Schmerz und Allgemeinempfinden innerhalb einer einzigen Behandlungseinheit befreite sie von ihrer Angst vor einer Operation, schaltete sie körperlich weitgehend frei für ihren Alltag und versetzte sie in die Lage, selbst gezielt etwas zu tun. Im Verlauf von acht Myoreflexbehandlungen wurden schmerzhafte Muskelstrukturen aufgedeckt und deren ungesunde Konstitution und Einschränkungen dem Organismus bewusst gemacht. Ich hielt der Patientin gleichsam einen Spiegel vor und leitete damit eine Regulation in Richtung Selbstheilung ein.

Gleichzeitig zeigte ich Frau M. spezielle Dehnungsübungen. Die Kraftentfaltung in Dehnungspositionen (KiD) löst an den Messfühlern und Ansätzen der Muskulatur dieselben Regulationsvorgänge aus, wie sie durch die Myoreflextherapie hervorgerufen werden. Was in der Therapie der Fingerdruck des Therapeuten leistet – die gezielte und systemische, sinnvoll kombinierte Stimulation der Muskelfühler –, leistet in den KiD-Übungen die tatsächliche aktive Körperbewegung und die reale Inanspruchnahme der verschiedenen Muskeln. Während bei der Myoreflextherapie bestimmte Punkte durch manuellen Druck stimuliert werden, erfolgt die Spürhilfe hier mittels Kraftentfaltung in überdeutlicher Aufdehnung. Dazu wird die Muskulatur erst in die maximal mögliche Aufdehnung und Länge gebracht und dann in diesem Zustand aktiviert. Diese Aktivierung unterscheidet die KiD-Übungen vom normalen, passiven Dehnen.

In einer vorläufigen Abschlusssitzung planten wir das weitere Vorgehen. »Nun haben Sie am eigenen Leib gespürt, was alles möglich ist, wenn Ihre Muskeln für die Architektur der Wirbelsäule wieder im Lot sind. Sie haben Ihr ›Gespann‹ gut im Griff. Wirklich wichtig für Ihre nachhaltige Stabilität in der weiteren Zukunft wird sein, dass Sie Ihre Muskeln gut pflegen. Die eine Muskelgruppe sollte nicht überstrapaziert werden, die Gegenspieler sollten nicht verkümmern. Je besser Sie spüren lernen, wann was zu viel wird, desto besser werden Sie etwas zum Ausgleich tun können. Es wäre sicher sehr sinnvoll, wenn wir uns in etwa sechs Wochen noch einmal sähen. Und gegebenenfalls kleine Nacharbeiten und Präventivmaßnahmen ergriffen.«

Das Prinzip der gelingenden Beziehung

Tatsächlich stellt sich Frau M. nach sechs Wochen wieder zur Behandlung vor. Diesmal sollte sich unser Gespräch um eine spannende Thematik drehen: »Erst einmal muss ich sagen, dass es mir wirklich viel, viel besser geht. Und dass ich gern etwas mit Ihnen besprechen möchte, Herr Mosetter. Also, ich glaube, dass der ständige Ärger mit meiner Schwiegermutter tatsächlich auf meinem Rücken lastete. Und das Fass vielleicht zum Überlaufen gebracht hat. Wie denken Sie darüber?«

Nachdem ich so direkt gefragt wurde, konnte ich die Sache gleich klar auf den Punkt bringen: »Frau M., es wäre ein Wunder, wenn dieser Stress spurlos an Ihnen vorübergegangen wäre und nicht in dem Überlastungssyndrom mitgespielt hätte.«

Wir erleben es sehr häufig, dass verschiedenste Formen von Beziehungs- und sozialem Stress unter die Haut kriechen, in den Muskeln Gestalt annehmen und den Rücken beladen, bis er unter den Lasten zerbricht. Körperliche und seelische Belastungen lassen sich vor diesem Hintergrund nicht scharf auseinanderhalten, weil sie sich in der Regel stets miteinander in den Muskeln und der Haltung ausdrücken. Wenn es dem einen »Flügel« besser geht, so wie wir es durch die Behandlung bei Frau M. erreicht hatten, ist es oft einfacher, dem anderen mehr Aufmerksamkeit zu schenken. Man erkennt so leichter, was im Leben gerade schiefläuft und uns so sehr belastet, dass wir dadurch krank werden.

Genau so war es auch bei meiner Patientin. Weil es ihr mit den Schmerzen besser ging, hatte sie die Kraft, ihrem Mann zu erklären, dass es auf gar keinen Fall so weitergehen könnte wie bisher. Sie setzte ihm regelrecht das Messer auf die Brust und drohte damit auszuziehen, wenn er ihr nicht den Rücken stärkte und ein Machtwort gegen die dauernde Tyrannei seiner Mutter spräche. Offensichtlich wirkte das wahre Wunder. Frau M. erfuhr zwar nie, was und wie ihr Mann mit seiner Mutter gesprochen hatte. Aber beide waren ab da wie verwandelt. Sie hatte nun sogar wieder Zeit, zum Turnen zu gehen und sich für einen Yogakurs anzumelden.

»Jetzt können wir gern noch einmal die wichtigsten Ihrer KiD-Übungen miteinander machen. Und dann mache ich noch ein paar Termine bei Ihrem Kollegen aus. Was meinen Sie zu einem in einem Rhythmus von vier oder sechs Wochen?«, stellte mich Frau M. vor mehr oder minder vollendete Tatsachen. Sie hatte selbst wieder die Regie über ihre Gesundheit übernommen.

***

Die Geschichte von Frau M. zeigt sehr deutlich, wie das Prinzip der gelingenden Beziehung nicht nur für das soziale Leben, sondern auch für den eigenen Organismus und das Körperselbst gilt. Anerkennung durch das Umfeld und Bestätigung des eigenen Verhaltens bilden dabei die Basis der

Entwicklung. Man kann noch weiter gehen und viel früher ansetzen (nicht erst bei der Selbstfindung bei Erwachsenen) und sagen: Von der frühkindlichen Entwicklung an erwächst unser Selbstsinn und findet sich das Ich aus der Begegnung mit anderen Menschen. Oder wie es Martin Buber (1878–1965) so treffend formuliert hat: »Das Ich bildet sich am Du.«[29]

Die Bildung des Körperselbst ist also eng verbunden mit der Bildung der Umwelt (durch das Hantieren in und mit ihr) – und umgekehrt. Sie sind die beiden Seiten des Körpersinns. Thure von Uexküll spricht in diesem Zusammenhang von der subjektiven Anatomie des eigenen Körpers, die den Dialog des Körpers mit sich selbst und seiner Umwelt behandelt – im Gegensatz zur medizinischen Anatomie, die sich mit dem Aufbau des Organismus beschäftigt.[30] Diese »Selbstgespräche« werden nicht von einer oberen Instanz wie dem Gehirn gesteuert. Einen Dialog zu führen heißt vielmehr, ein gemeinsames Bedeutungsgeflecht zu weben und dabei Sinn entstehen zu lassen und zu finden. Unsere gelebte Körperlichkeit findet keine fertige Sinnhaftigkeit vor, sie erst stiftet Sinn und gibt sich selbst und ihrer Umwelt eine Bedeutung.

Angesichts dieser engen Verwobenheit von Körper und Geist – die eben nur auf den ersten Blick unterschiedliche Ebenen zu sein scheinen – wird klar, dass unsere Psyche nicht als solche und für sich allein erkranken kann. Was jedoch verschüttet werden kann, ist der Zugang zu unseren Mitmenschen und unserer Umwelt, wie es der Philosoph und Psychotherapeut Thomas Fuchs formuliert, der in psychischen Krankheiten »immer Krankheiten der Person in ihrer Beziehung zu anderen Personen« sieht.[31]

Unser Körpersinn bestimmt wesentlich mit, ob dieser Zugang gelingt oder nicht. Schließlich stehen wir unserer Welt nur dem Schein nach in Distanz gegenüber. Unter Lebewesen werden Informationen nicht einfach geradlinig von einem Sender über ein Medium zu einem Empfänger übermittelt. Unsere Aufmerksamkeit liegt nicht vor oder über, sondern in unseren Sinnen. Unsere Beziehung zur Umwelt, unsere Begegnungen mit anderen Menschen bilden gleichsam das Biotop unseres Gehirns und seiner Funktionen.

FRAU I. ODER DER KÖRPERSINN IN DEN MUSKELN

Vor allem anderen färben und verkörpern unsere Körperhaltung und muskulären Handlungsmuster unser seelisches Befinden und unseren geistigen Zustand. Insbesondere das, was uns bewegt, was uns emotional belastet oder erleichtert, ist immer auch körperlich beziehungsweise verkörpert. Gleichzeitig haben körperliche Haltungen und Bewegungsmuster immer auch eine seelische Bedeutung. Muskulatur und Geist sind eben eng vernetzt, weshalb jede körperliche Aktivität und Belastung genauso ihre Spuren im Kopf hinterlassen, wie Emotionen und Gefühle auf den Körper »abfärben« – im Positiven und im Negativen.

***

So wie bei Frau I. Als sie das erste Mal meine Praxis betrat, verrieten ihre gebrochene Haltung, die kleinen trippelnden Schritte, die hängenden Schultern, das eingezogene Genick, das eingefallene Gesicht, die glanzlosen Augen und der resignierte Tonfall unmissverständlich: Diese Frau konnte nicht mehr.

»Schon das Aufstehen morgens ist mir verleidet. Ich kann nicht mehr schlafen – und wach sein geht auch nicht mehr.

Was ich auch mache, alles tut weh. Beim Liegen schmerzt der ganze Rücken, die Beine sind zu schwach zum Gehen, die Knie wie entzündet, der Nacken ist immer steif, und in der Brust überfällt mich immer wieder ein schreckliches Druckgefühl. Wissen Sie, irgendwie hat das doch alles keinen Sinn mehr. Ich habe keine Freude mehr am Leben, obwohl der ganze Stress jetzt doch schon seit mehr als einem Jahr vorüber ist. Ich kann einfach nicht mehr.«

Frau I. hatte ihren schwer kranken Mann über viele Jahre rund um die Uhr versorgt und gepflegt. Nach einer Darmkrebsoperation hatte er sich nie mehr erholt. Mit den ersten Chemotherapien traten nicht beherrschbare Muskelschmerzen vor allem im Rücken auf. Im Anschluss an Chemo und Bestrahlung entwickelte er zuerst eine unheimliche Schwäche auf den Beinen, dann Schwankschwindel und Durchfälle. Als er immer schwächer wurde, begann er zu zittern, bis er schließlich total steif wurde – die Symptome verschlechterten sich trotz vieler Medikamente bis in die Endphase eines schweren Morbus Parkinson. Nachdem Frau I. ihren Mann lange Zeit zu Hause versorgt und gepflegt hatte, musste sie ihn schließlich in einem Pflegeheim unterbringen. Weil es ihm dort nicht schmeckte, kochte sie aber weiterhin für ihn, brachte ihm dreimal am Tag frisches Essen und fütterte ihn. Mehr als vierzehn Jahre kreiste ihr ganzes Dasein nur noch um Versorgung und Sorge. Frau I. fühlte sich für alles verantwortlich, keine Last war ihr zu schwer.

Als ihr Mann schließlich starb, war Frau I. ganz allein. In den Jahren der Krankheit hatten sich die Freunde einer nach dem anderen zurückgezogen. Sie hatte ja auch gar keine Zeit für sie. In der Nachbarschaft wurde neu gebaut, das Umfeld immer anonymer. »Keiner redet mehr mit, sondern nur über den anderen«, klagte sie. Während der ganzen Pflegezeit hatte diese Frau Haltung bewahrt. Doch jetzt brach sie zusammen. Innerhalb weniger Monate suchte sie bei vielen Fachärzten Hilfe – ohne Erfolg. Die verschriebenen Medikamente gegen die Schlaflosigkeit, gegen Depressionen, Schmerzen, hohen Blutdruck und hohe Fettwerte führten nur zu allerlei Nebenwirkungen. Besserung brachten sie nicht. Wie auch? Es wurde nur versucht, die Symptome zu unterdrücken, anstatt ihre Wege zurückzuverfolgen und der wahren Ursache für die Beschwerden auf die Spur zu kommen.

Die Bangigkeit des Herzens

Mobbing, Zeitdruck, Ungerechtigkeiten, Handlungsunfähigkeit, Albträume, Angst, schlechter Schlaf, Erschlagenheitsgefühle, Antriebslosigkeit, Resignation, Depression: Was können wir noch tun, wenn wir nichts tun können? Wenn wir am kürzeren Hebel sitzen und nicht einfach weglaufen können?

Sehr viele Menschen ducken sich in solch einer Situation, machen sich klein, fallen in sich ein. Versuchen, sich vor ihrer Umwelt zurückzuziehen. Ziehen das Genick ein. Glauben, langsam zu entschwinden, und werden sprachlos ... Ihre Körperhaltung, ihre ganze Erscheinung wirkt mehr und mehr eingefallen, schwach, beengt, lasch, kollabiert und gehemmt. Die Schritte werden kleiner. Die Haltung entgleitet, der Körperschwerpunkt verschiebt sich nach vorn unten, der Brustkorb fällt ein, die Atmung wird flach. Kurzum: Die Betroffenen wirken schwach und ohne Spannung. Infolge des Dauerstresses mit chronischer Anspannung scheinen sie wie ausgebrannt. Und weil sie schweigsam, zurückhaltend, unauffällig und still sind, kann nach außen der Eindruck entstehen, sie seien eben ruhige Menschen. Doch wie sieht es in ihrem Inneren aus?

Tief innen, also tief unter der Haut, in tiefen Muskelstrukturen, finden sich bei diesen augenscheinlich so ruhigen Menschen oft extremste Spannungsmuster, Muskelverkürzungen und -verhärtungen. Ihr vegetatives Nervensystem gleicht infolge der Daueraktivierung des Sympathikus und der Stresshormone einem Sperrfeuer.

Was viele nicht vermuten: Die betroffenen Menschen tragen ein großes Risiko für ernste Herz-Kreislauf-Erkrankungen in sich. Ihr Herz schmerzt und hämmert still und heimlich. Blutdruck und Puls sind oft viel zu hoch, doch dies bleibt lange unbemerkt. Die Bangigkeit des Herzens dringt weniger nach außen, als dass sie still nach innen sticht. Oder um es mit Shakespeares Worten zu sagen: »Der Kummer, der nicht spricht, nagt am Herzen, bis es bricht.«

Gut gemeinte Ratschläge wie »Treib doch mehr Sport!«, »Bau Muskeln auf!« oder der Versuch, den Antrieb mithilfe von Medikamenten zu steigern, stoßen in diesen Lebenslagen typischerweise ins Leere. Die Kraft – die Basis – dafür ist nicht da. Es scheitert bereits am »Wollen-Können«.

Bevor der Patient wieder Schritte nach vorn einschlagen kann, müssen daher die tief in ihm eingefrorenen Spannungsmuster verstanden, berührt, behandelt und wieder in Gang gebracht werden. Erst im therapeutischen Dialog, in den Spiegelungen der therapeutischen Beziehung und in einem sozialen Miteinander können der innere Selbstsinn gestärkt und eine neue Handlungsfähigkeit zurückerlangt werden.

Um wieder gesund zu werden, hilft es, sich der körperlichen Wege zu erinnern, die die Symptome zurückgelegt haben. Eine entsprechende Behandlung kann dann wahre

Wunder bewirken. Über anatomische Wege von Nacken, Kaumuskeln, Zwerchfell und indirekt Leber können der innere Rhythmus, das Vegetativum, der Energiehaushalt und der innere Selbstsinn ins Lot gebracht werden. Vor allem über die Entspannung des Nackens lassen sich gleich mehrere Bremszügel zum Herzen »entschleunigen« und regulieren. Mit Atemübungen lassen sich Brustkorb, Rippen und Zwerchfell entstressen und das vegetative Nervensystem beruhigen; während der Ruhenerv Vagus aktiviert wird, kann der Stressflügel Sympathikus ausgebremst werden. Stretching und entsprechende Becken-KiD-Übungen wirken sich positiv auf die Körperhaltung, die Organfunktion und das enterische Nervensystem im Gastrointestinaltrakt aus.

Empfindliche Körpersensoren

Auch bei Frau I. hatte man bisher außer Acht gelassen, dass die Muskulatur eine fundamentale körperliche Schnittstelle der Verbindungen zu uns selbst und unserer Umwelt bildet. Dabei wird das Innenleben der Muskelwelten selbst wieder durch Emotionen, Gefühle und Erfahrungen geprägt. Zugleich ist sie die Brücke zu den weitverzweigten, globalen Hirnprozessen, die diese Leistungen verschalten.

Unser Körper ist mit unzähligen kleinen Messfühlern ausgestattet, die feststellen, ob und wie er steht oder sich bewegt. Die Wahrnehmungen aus Muskeln, Bändern und Gelenken, dem Bindegewebe und der Haut umfassen zum einen die Stellung der Gelenke, der Gliedmaßen und der Wirbelsäule zueinander, zum anderen aber auch die Bewegungen von Muskeln und Gelenken gegeneinander und gegenüber äußeren Widerständen. Vor allem an und in den Faszien und der Muskulatur finden sich sehr viele spezielle Körpersensoren – und hier wiederum primär dort, wo die einzelnen Muskeln an den Knochen ansetzen, also am Muskel-Sehnen-Knochen-Übergang (Muskelursprung und -ansatz).

Die Sensoren registrieren, was geschieht und welche Bewegungen auf welche Weise ausgeführt werden. Ein ganz einfaches Beispiel: Bemerken die Messfühler etwa beim Bizepsmuskel des Arms eine große Länge, weiß der Körper, dass dieser Arm ausgestreckt ist. Genauso gilt: Ist der Bizeps gekürzt, ist der Arm gebeugt. Wenn wir einen Koffer anheben, meldet die Bizepsspannung sofort, ob der Koffer schwer oder leicht ist. Entsprechend dieser Spannung wird dann das Gewicht des Koffers eingestuft und die nötige und passende Kraft aufgewendet (nicht zu wenig und nicht zu viel), um ihn anzuheben. Unser Körpersinn, seine Tiefensensibilität, arbeitet also erstens als Sinn für die Stellung und Haltung des Körpers, zweitens als Sinn für seine Bewegungen und drittens als Sinn für die Kraft, die er dabei in seiner Umgebung einsetzt.

An jeder Bewegung sind mehrere Muskeln beteiligt. Ist beispielsweise wie beim Kofferanheben der Bizeps des Arms gestreckt, dann ist der Muskel auf der Rückseite des Oberarmes, der Trizeps, gekürzt. Zieht sich der Trizeps zusammen (Kontraktion), streckt er den Arm – der Bizeps ist dann gestreckt und entspannt (Relaxation). Bizeps und Trizeps funktionieren also als Gegenspieler (Antagonisten). Erst ihre Zusammenarbeit, also das jeweils passende Anspannen des einen und Loslassen des anderen Muskels, ermöglicht eine erfolgreiche und reibungsfreie Bewegung des Arms. Wir lassen der Einfachheit hier außer Acht, dass in Wirklichkeit bei jeder Armbewegung natürlich noch sehr viel mehr Muskeln eine Rolle spielen. Erst sie alle zusammen ergeben die fließende Bewegung, wenn wir beispielsweise mit der Hand nach etwas greifen oder einen Tennisschläger führen. Ihre jeweiligen Muskelmeldungen geben in einem Gesamtbericht an, was der Arm macht und wie er etwas durchführt.

Wenn das Zusammen- und Gegenspiel nicht mehr richtig funktioniert, wenn ein Muskel anspannen will, der andere Muskel aber nicht entspannt und loslässt (also beispielsweise der Trizeps den Arm strecken will, der Bizeps aber ebenfalls anspannt), entwickelt der Körper Schmerzen.

Was hier exemplarisch an den beiden großen Oberarmmuskeln erklärt wurde, gilt so für den ganzen Körper. Die Tätigkeit und sein Gegenstand geben dabei das »Was« an (etwa Gehen auf Glatteis, Tragen eines schweren Steins), die Art und Weise dieses Tuns das »Wie« (ob es schwer- oder leichtfällt, vertraut oder neu, ökonomisch, also reibungslos, harmonisch und zweckdienlich oder unökonomisch ist). Wenn wir beim Gehen ins Rutschen geraten – egal ob auf einem vereisten Weg oder ganz unerwartet auf einer Bananenschale –, helfen uns die Sensoren in unseren Beinmuskeln dabei, möglichst nicht hinzufallen. Sie überwachen die Stellungen unserer Beine und unsere Körperhaltung und sorgen so dafür, dass wir fast immer schnell und richtig handeln und reagieren. Dass die Schritte nicht zu groß und nicht zu klein sind, nicht zu schnell und heftig, sondern passend zur Umgebung – zum steinigen Weg, zur geteerten Straße, zum Glatteis.

***

Das »Wie« des Gesamtberichtes unseres körperlichen Tuns zeigt auch das »Wie« seiner Bewegungsgeometrie an. Gerät diese mit der Gesamtheit aller Muskelaktivitäten aus dem Lot und ist sie unökonomisch, kommt es zum Schmerz. Dann ist das »Wie« schmerzhaft, stechend, brennend.

Die moderne Verhaltensforschung (Ethologie) beschreibt verschiedene körperliche Mechanismen und Reaktionsmuster, die in der menschlichen Urzeit einen konkreten Sinn und Wert hatten. Diese Muster sind ein evolutionäres Erbe, das auch heute noch aktiv und aktivierbar ist.

Man könnte aus Erkenntnissen wie diesen schließen, dass wir zum Beispiel bis heute unbewusst den Kopf senken, das Genick einziehen oder den Blick abwenden, wenn wir uns gedemütigt fühlen – so wie es auch viele höhere Tiere tun, wenn sie sich unterwerfen. Das »neuzeitliche« Problem ist jedoch: Unser Gehirn registriert, dass dieses archaische Verhaltensmuster eigentlich nicht passt (etwa der Bürosituation nicht angemessen ist), was mit einer Verstimmung einhergeht. Daraufhin gibt es den Befehl, aufzubegehren und im wahrsten Sinn des Wortes dagegenzuhalten und den Kopf zu heben. Aber auch das soll in der aktuellen Situation nicht sein. Leidtragende dieses Konflikts und körperinternen Disputs sind die Nackenmuskeln. Während der archaische Reflex zu einer Kontraktion der Nackenmuskulatur führt, will unser Gehirn zugleich, dass der Hals sich streckt. Die Folge: Die gesamte Halswirbelsäule droht zu erstarren – aus vordergründig unerklärlichen Gründen.[32] Die damit einhergehenden Schmerzen bedeuten Selbstentfremdung und stören die Regulation des Körpersinns. Und weil dieser bestimmt und realisiert, wie es uns insgesamt geht, kommt es auch im seelischen, emotionalen Empfinden und Erleben zu Beziehungsstörungen. Psychische Probleme haben also immer auch einen körperlichen Hintergrund.

Brücke zur Innenwelt

Meine Patientin Frau I. war ein Paradebeispiel dafür, wie sehr man unter der chronischen Last der Pflege ausbrennt. Spätestens nach den Forschungsergebnissen der Nobelpreisträgerin Elizabeth Blackburn weiß man heute, dass die Pflege eines Familienangehörigen als einer der größten Stressoren zu bewerten ist. Jetzt suchte Frau I. Hilfe, um sich selbst wieder zu finden und nicht wie ihr Mann zu enden. Das Wichtigste im Hinblick auf ihre Situation war daher, so viel Selbstständigkeit wie möglich zu bewahren.

Gemeinsam entwickeln wir einen Plan: Training auf dem Vibrationsgerät und Einzelsitzungen mit KiD-Übungen sollten Frau I. langsam wieder zu alten Kräften verhelfen.

Das Galileo®-Vibrationstraining

Das Galileo-Vibrationstraining zeichnet sich dadurch aus, dass die Bewegung nicht stoßartig in einer Auf-und-ab-Vibration erfolgt, sondern alternierend in einem Wippsystem auf dem linken und rechten Fuß. Dadurch lassen sich auch hohe Frequenzen gelenkschonend trainieren.

Über die Schritte des Galileo-Konzepts kann man Muskelfunktionen, Muskelarchitektur und Knochenentwicklung stimulieren. In diesem Lern- und Trainingssetting können gleichzeitig Kraft, Maximalkraft und Ausdauer effektiv trainiert werden. Dies führt zu einer Stärkung und Vitalisierung der Faszien und Muskeln, zur

Zunahme der Muskelfaserstärke, der Durchblutung, der Sauerstoffkapazität, der Biogenese von Mitochondrien, der Reifung oxidativer Enzyme und der Verbesserung der elektromechanischen neuromuskulären Kopplung sowie der Synchronisierung.

Nach einer umfassenden Analyse aller Laborwerte sollten außerdem die besonders offensichtliche Unterversorgung an B-Vitaminen, Vitamin D, Mineralstoffen, Aminosäuren und ungesättigten Fettsäuren wie Omega 3 ausgeglichen werden. Diese gehen typischerweise in solch einem Fall oft mit der psychischen Belastung einher – auch eine Folge und ein Zeichen dafür, dass man sich nicht genug um sich selbst kümmert.

Frau I. hatte mit dem Appetit auch sehr viel Gewicht verloren. Allein machte es ihr einfach keine Freude zu essen. Weil das in Isolation entgleiste Essverhalten oftmals erst in einer nährenden Gemeinschaft wirklich überwunden werden kann, schlug ich ihr daher eine Regenerationswoche vor – gemeinsam mit anderen Patienten.

Konzepte wie diese Regenerationswoche dienen der Überwindung von sozialen Stresserfahrungen, was vor allem durch Zeit, Zuhören und stressfreie soziale Interaktion gelingt. Bei chronischen Erkrankungen und in Situationen, in denen mehrere Probleme (Zuckerstoffwechsel, Schmerz, Autoimmunstörungen und so weiter) zusammenkommen, reichen zwei bis vier einzelne ambulante Behandlungen nämlich oftmals nicht aus. Außer den klassischen Behandlungen ist es dann sinnvoll, über mehrere Tage Ernährung, Training und Entstressung wegweisend mit zu integrieren: Für eine nachhaltige Weichenstellung in Richtung Gesundheit und Regeneration hat sich dazu der Weg der »Gesundheitswoche« mit elf bis zwölf Sitzungen pro Woche etabliert. In diesen »Wochen« gibt es vor allem Myoreflextherapie, Musik- und Klangtherapie, Akupunktur, KiD und Stoffwechselcoaching – das Ganze untermalt mit einer gut organisierten Ernährung. Wenn das Stoffwechselcoaching im Vordergrund steht, arbeiten wir mit Hotels zusammen, in denen die Küche, die Mitarbeiter und die Geschäftsführung in das Gesamtkonzept mit einbezogen sind und hinter diesem stehen.

Frau I. erhielt während der Regerationswoche in vielen Gesprächen sowohl vonseiten der Therapeuten als auch von den anderen Gästen erstmals Anerkennung dafür, was sie während all der Jahre geleistet hatte; endlich wurden die Opfer gewürdigt, die sie während der Pflege ihres Mannes gebracht hatte. Das echte Mitgefühl anderer und das »geteilte Leid« mit ihnen schaffte Raum für heilsame Trauer – und für neue Schritte nach vorn. Die Behandlung eröffnete ihr den Zugang zu ihren eigenen Selbstheilungskräften.

»Mir geht es wieder viel besser. Meine Kraft kommt wieder zurück. Mehrere der netten Gäste haben mich darauf angesprochen, wie viel aufrechter und besser ich gehe und dass ich geradezu jünger aussehen würde«, berichtete sie mir stolz. »Irgendwie bin ich wieder ganz ich selbst. Ich kann Ihnen versprechen, ich werde mit Ihrem Ernährungsplan, den Übungen und den langen Spaziergängen weitermachen. Jetzt kann ich das wieder.«

***

Die Erfahrung – die auch Frau I. machte – zeigt, dass unsere Muskulatur eine fundamentale körperliche Schnittstelle der Verbindungen zu uns selbst und unserer Umwelt bildet. Das Innenleben der Muskelwelten wird durch Emotionen, Gefühle und Erfahrungen geprägt, ist gleichzeitig aber auch die Brücke zu den weitverzweigten globalen Hirnprozessen, die diese Leistungen verschalten. Deshalb kann auch das gegenteilige Befinden seinen Ursprung in der Körperhaltung haben: Zuwendung, Offenheit, ein langer Atem, Leichtigkeit und ein offenes Herz.

Zum Glück gibt es Wege, die sensomotorischen, neuromuskulären Beziehungsstörungen zu überwinden und Entkoppelung sowie Selbstentfremdung durch Rückkoppelung, Selbstwahrnehmung und Selbstanfreundung zu ersetzen – und unseren Körper (wieder) zu bewohnen. In den Muskeln und Faszien des Körpersinns liegt die Möglichkeit sozialer Resonanz, das Bedürfnis, über sich hinauszuwachsen und miteinander in Verbindung zu stehen – mit uns selbst und der Welt ringsumher. Damit dies gelingen kann, sollten wir lernen, auf die »Selbstgespräche« in unserem Körper zu hören, auf das Muskel-(Zellen-)Geflüster. Dann können unsere Körperhaltungen und Bewegungsmuster viele Geschichten erzählen; in ihnen verbergen sich die Stimmen der Muskulatur.

Unsere Muskeln sind immer miteinander in einem Gespräch, und wenn sie miteinander und zueinander flüstern, sind ihre Wahrnehmungs- und Sinnesmessfühler aktiv. Muskel- und Sehnenspindeln, Tastkörperchen, Drucksensoren und Schmerzrezeptoren sind dabei zugleich die Ohren und die Sprachorgane. Je besser das Geflüster gelingt, umso mehr befinden wir uns im Lot. Wenn wir das Muskelgeflüster dagegen stören, verzerren und es ignorieren, zwingen wir den Körper, lauter zu werden und mithilfe eines eigenen Sprachcodes – zum Beispiel ausstrahlenden Schmerzen, Kribbeln, »Ameisenlaufen« oder Taubheitsgefühlen – Auskunft über das zu geben, was die Muskeln sich wünschen. Schmerzen sind der Ausdruck laut schreiender Muskeln, und die Grammatik dieser Sprache wird über funktionell-anatomische und physikalische Gesetzmäßigkeiten bestimmt. Man kann lernen, die nonverbale Zeichensprache der Muskeln zu verstehen. Wenn wir gut hinhören, können wir verspannte, überspannte, überlastete und zu schwache Muskeln flüstern hören – lange bevor sie über Schmerzen schreien müssen.

FRAU A. ODER WENN ANGST UNSER LEBEN BESTIMMT

»Ich habe sogar Angst vor der Angst. Das Gefühl ist so übermächtig, dass es mich erdrückt. Ich trau mich inzwischen gar nicht mehr aus dem Haus. Erst konnte ich noch ins Büro und zum Einkaufen gehen oder mit sehr vertrauten Menschen zum Italiener ums Eck – mit meiner Schwester zum Beispiel oder mit meiner Freundin. Aber inzwischen können wir uns nur noch in meiner Wohnung treffen.«

Ich fragte Frau A., wie lange das schon so ginge. Ob sie sich erinnern könnte, wann sie das erste Mal Angst verspürte. Und ob es irgendetwas gebe, was ihr bisher geholfen habe. Die Antwort war ernüchternd: »Ich habe diese Angst sicher schon seit sechzehn Jahren, mindestens. Und die Psychologen haben mich auch immer gefragt, ob ich mich an irgendeinen Auslöser oder Grund erinnern könnte. Fehlanzeige!«

Sie hatte wirklich alles versucht: Verhaltenstherapie, Hypnotherapie, NLP, psychosomatische Fachkliniken ... Sogar in der Psychiatrie war sie ein paar Wochen. Hatte Medikamente geschluckt – drei verschiedene Antidepressiva, Beruhigungsmittel, Betablocker. Nichts davon hatte Besserung gebracht. Momentan nahm sie etwas, damit sie zumindest ein bisschen besser einschlafen konnte. Ihre beste Freundin hatte ihr nun einen Artikel von uns gegeben, in dem es um die Angst im

Körper und die Muskeln ging. Der Text hatte Frau A. sehr angesprochen.

»Wissen Sie, meine Muskeln sind irgendwie schon immer verspannt, und in der Nacht beiße ich. Mein Zahnarzt sagt, dass ich mir auf Dauer noch die Zähne zermalme. Können Sie da helfen?«

Im Grunde hätte es gar nicht so vieler Worte bedurft. Bereits die ersten Augenblicke unserer Begegnung offenbarten, dass die Körperhaltung meiner neuen Patientin ziemlich aus dem Lot geraten war. Die auffällig prominenten Kaumuskeln, der weit nach vorn eingezogene Kopf, die hochstehenden Schultern und der starke Rundrücken zeugten von chronisch angespannten Muskeln. Mit den Worten meines Lehrmeisters Dr. Goerttler waren die Kopfgelenke und der Atlas von Frau A. Jahre so ausgeprägt »blockiert«, dass man von einer schweren kopfgelenkinduzierten Symmetriestörung sprechen konnte. Gleichzeitig erschien das Kiefergelenk ebenfalls stark blockiert.

Angesichts der Stellung und Position ihrer Halswirbelsäule musste ich meine neue Patientin einfach erst einmal fragen, ob sie in der Vergangenheit einen Unfall hatte, einen Ski-, Fahrrad- oder Autounfall zum Beispiel. Und tatsächlich war sie kurz nach ihrem dreißigsten Geburtstag beim Mountainbiken gestürzt – mit Überschlag. Sie wurde ins Krankenhaus gebracht und geröntgt, musste aufgrund einer leichten Gehirnerschütterung drei Tage das Bett hüten und eine Halskrause tragen. Die Ärzte kamen schließlich überein, dass es doch nicht so schlimm war. Fünf Jahre später fing dann die Sache mit den Ängsten an – »wie aus heiterem Himmel«.

Erinnerungen des Körpergedächtnisses

Die erste körperliche orthopädische Untersuchung der verschiedenen Funktionen der Wirbelsäule ergab gravierende Beweglichkeitseinschränkungen. Die Lendenwirbelsäule war ebenso blockiert wie die Halswirbelsäule. Eine ganze Serie entsprechender Muskeln war auffällig verspannt (Hypertonus) und verkürzt, die Dreh- und Orientierungsbewegungen der oberen Halswirbelsäule waren so stark eingeschränkt, dass Frau A. den Kopf weniger als zehn Grad nach links und rechts drehen konnte. Ihre Kaumuskeln waren derart festgebissen, dass die Mundöffnung nicht einmal zwei Finger umfassen konnte. Und nahezu alle Muskelursprünge und -ansätze in diesen Bereichen waren schon unter Tastdruck empfindlich und schmerzhaft. Aber die Verspannungen beschränkten sich nicht nur auf den Kopf- und Nackenbereich. Die Atemhilfsmuskulatur, insbesondere die sogenannte Treppenmuskulatur (M. scaleni), war so fest, dass sie die oberen Rippen beim Einatmen nicht mehr anheben konnte, sondern den Nacken nach vorn zog und dadurch die Atmung regelrecht beengte.

Ich begann mit der manuellen Behandlung einer der wichtigsten körperlichen Schnittstellen, der Halswirbelsäule. Die Druckpunktstimulationen in den Treppenmuskeln, die Aktivierung des Hinterhaupts gegen den Widerstand meiner Daumen und der sanfte Druck meiner Mittelfinger am Querfortsatz des ersten Halswirbels (Atlas) waren zu Beginn für Frau A. sehr schmerzhaft. Angeleitete Bewegungen des Unterkiefers nach links und rechts eröffneten meinen behandelnden Fingern am Atlasquerfortsatz zunehmenden Spielraum. Stück für Stück verbesserte sich die Beweglichkeit in den Kopf- und Kiefergelenken.

Mit jedem Ein- und Ausatmen konnten die Treppenmuskeln ihre Aufgabe, den Brustkorb anzuheben, wieder besser erfüllen. Fast von allein synchronisierten sich die Atemmuskeln für eine tiefere Atmung. Die eingeknickte Brustwirbelsäule und der »Witwenbuckel« richteten sich zusehends – und auch für Frau A. deutlich spürbar – auf.

»Ja! So viel Luft habe ich schon seit Ewigkeiten nicht mehr bekommen. Und so gerade und leicht wie jetzt konnte ich, glaube ich, überhaupt noch nie sitzen. Und dieses Gefühl im Kopf: weit, hell, frei. Ich kann Ihnen gar nicht sagen, wie sich das anfühlt. Und, ich trau mich das gar nicht auszusprechen, ich hab gerade überhaupt keine Angst. Als wäre ein Spuk vorbei. So etwa müssen sich Wunder anfühlen.«

Ich musste lachen. Als »Wunder« werden gemeinhin solche Geschehnisse bezeichnet, die unsere Wissenssysteme noch nicht verstanden haben. Was meine Patientin jedoch gerade erlebt hatte, war einfach Arbeit – für ihre Muskeln und für mich –, beschreibbar und kalkulierbar wie ein Schachspiel. Alles, was wir getan hatten, war, den »inneren Selbstsinn« von Frau A. wiederzuentdecken – seine regulativen und salutogenetischen Kräfte –, der neben den äußeren Sinnessystemen wie Hören, Schmecken, Riechen und Sehen die entscheidende Grundlage dafür ist, dass wir uns selbst gewahr werden können. Er ist mit dem in uns verborgenen »Muskelsinn« unser größtes Wahrnehmungs- und ein wichtiges vitales Gedächtnisvermögen.

***

Bei heftigen Affekten wie zum Beispiel starker Angst oder Wut greifen wir auf stammesgeschichtlich alte Wahrnehmungs- und Verhaltensmuster zurück: Totstell- und Schutzreflexe, Ohnmacht, Kampf-oder-Flucht-Reaktionen werden aktiviert. Dabei ist unsere motorische Aktivität nicht nur eine körperliche Begleiterscheinung. Sie gehört wesentlich zum Affekt in der Situation. Unser Körper ist nicht nur der ausführende Arm unserer Affekte. Er fungiert darüber hinaus als ihre wahrnehmende und rückwirkende, selbstwahrnehmende Seite. Auch in der nachfolgenden Zeit bleiben die Schutzreaktionen und Aktivitätsmuster der Schrecksituation in spezifischen Bewegungs- und Haltungsmustern in unserem Körper erhalten. Sie sind gegenwärtig als implizite (unterschwellige, unbewusste) Erinnerungen unseres Körpergedächtnisses. Unser Körper trägt und nährt unsere Angst – auch dann, wenn es keinen »realen« äußeren Anlass mehr gibt.

Eine Möglichkeit, diesen Affekten in sich selbst zu begegnen, ist die Betrachtung im Spiegel. Denn Angst zeigt sich auch im Gesicht. Der Augenringmuskel (M. orbicularis oculi) ist stark angespannt, ebenso der M. corrugator supercilii mit der Zornfalte und der M. frontalis mit den Querstirnfalten. Der Lippenheber (M. zygomaticus) ist gleichsam erstarrt. Beim Blick in den Spiegel können wir diesen Ausdruck bis ins Groteske überzeichnen – bis wir über eine Entspannung zum Lachen verführt werden. Mit dem Ausdruck von Entspannung und Freude geht eine hohe Aktivität des Augenringmuskels sowie eine minimale Aktivität der Zornfalte und der Stirnquerfalten einher. Der Lippenheber ist aktiv, wohingegen die Kaumuskulatur in ihrem Spannungsmuster wieder nachlässt.

Eine weitere Möglichkeit, sich mit den genannten Emotionen und ihrem Körperbild auseinanderzusetzen, ist, die entsprechenden Gesichtsmuskeln zu berühren und mit sanftem Druck zu massieren. Über diese Stimulation können sich die entsprechenden Spannungsmuster wieder entspannen und entstressen.

Dynamik der Angst

Man weiß heute, dass Ängste sehr unterschiedlich charakterisiert sein können. Wir kennen zum Beispiel die konkrete Angst in Situationen, die uns in die Enge treiben – schon rein wortgeschichtlich steht »Angst« der »Enge« sehr nahe, denn sie ist ein Lehnwort vom lateinischen *angustiae,* das mit »Enge«, »Beengung« und »Bedrängnis« übersetzt wird. Daneben leiden viele Menschen unter diffusen, unterschwelligen Ängsten. Ihr Leben ist scheinbar ohne realen Grund von Angst gefärbt. Bei sehr vielen solcher Angststörungen zeigt sich jedoch, dass sie sehr wohl in der Realität der Außenwelt begründet sind. Im Laufe der Zeit sind sie jedoch gleichsam unter die Haut gekrochen und haben dort Gestalt angenommen. Wie andere Gemütserregungen auch enthält der Affekt Angst wichtige kognitive Informationen über unsere gegenwärtige innere und äußere Lage.

Anfang des 20. Jahrhunderts entdeckte der Psychologe und Pädagoge Édouard Claparède (1873–1940), dass der Mensch über ein regelrechtes Angstgedächtnis verfügt, das unbewusst arbeitet und dennoch unser Verhalten und unsere Affektivität beeinflusst. Wie er darauf kam? Claparède musste sich bei einer Patientin, die an Gedächtnisverlust litt, bei jeder Begegnung neu vorstellen. Eines Tages hielt er dabei eine Reißzwecke in seiner Hand und piekste sie. Obwohl die Patientin keinerlei bewusste

Erinnerung an dieses Geschehnis hatte und auch keine Begründung für ihr Verhalten geben konnte, weigerte sie sich bei der nächsten Begegnung, ihrem Arzt die Hand zu geben.

Ähnlich wie in diesem Experiment haben die Betroffenen bei vielen Angstzuständen und -störungen die verursachenden Erlebnisse und Situationen »vergessen«. Die Affekte der Situation tauchen jedoch immer wieder auf. Denn unsere Gemütserregungen werden in unserem Körpergedächtnis aufbewahrt und können über dieses jederzeit wieder wachgerufen werden.

Ereignisse, die wir nicht oder kaum bewältigen konnten, werden als neuromuskuläre Erinnerungsmuster in unser Körperschema eingebettet. Während sich die körperlich-muskulären Aktivationsmuster einem bewussten Zugang entziehen, kann deren Dynamik die Betroffenen buchstäblich auf Schritt und Tritt verfolgen und handlungsbestimmend werden. Psychische Überforderung und Traumata sind als fixierte, eingefrorene neuromuskuläre Aktivationsmuster aktuell aktiv und doch nicht bewusst zugänglich. Das Leibgedächtnis ist dabei kein auf das Innerliche beschränktes System, sondern bestimmt ein sensomotorisches Feld, in dem wir uns bewegen und verhalten.[33] Seine Widersprüche, Fixierungen und Impulse, seine Deformierungen, Gewohnheiten und Vermeidungen bestimmen unsere Haltung, unser Handeln und unser Befinden.

Es ist wie bei einem Menschen, dem ein Arm amputiert wurde. Bittet man ihn, sein Phantomglied durch eine Tischplatte hindurchzubewegen, kommt er in deutliche Bedrängnis und erlebt ein klares Handlungs- und Wahrnehmungsdilemma.[34]

An diesem Beispiel wird sehr gut deutlich, dass Anwesenheit und Abwesenheit zugleich existieren können. In seiner engagierten Leiblichkeit entwirft sich der Amputierte weiterhin auf seine Welt hin. Und zugleich ist ein solcher Handlungsentwurf teilweise leer, wirkungslos und greift sozusagen ins Leere. In seiner Aktivität und Ausrichtung lebt der Betroffene zum Teil in einer nicht vergangenen Vergangenheit. Gesten und Verrichtungen, die sein aktueller Leib nicht mehr vollbringen kann, bleiben im habituellen Leib erhalten und aktiv. Ähnlich einer verdrängten Erfahrung weigert sich dieser, Vergangenheit zu werden.[35]

Wenn wir bei Gefahr den Kopf einziehen, uns kleinmachen und im wahrsten Sinne des Wortes niedergedrückt sind, zeigt dies, dass Ängste entsprechende körperliche beziehungsweise motorische Zustände und Aktivitätsmuster aufweisen – und sich als solche im Körper etablieren können. Unser Angsterleben prägt unser Körperbild. Umgekehrt können entsprechende Körperhaltungen und Bewegungsmuster aus sich heraus wiederum Ängste provozieren (triggern) und an die Oberfläche holen – ohne dass wir uns dessen ganz bewusst sind und dies erklären können.

Als körperliche Wesen drücken wir nicht nur Affekte und Emotionen aus – und malen quasi Körperbilder. Es funktioniert immer auch umgekehrt, rückwirkend, selbstwahrnehmend: Das Körperbild der Angst bedeutet und generiert (triggert) Angst. Angst ist körperlich und seelisch.

Wege aus der Stressstarre

Es gibt unterschiedliche praktische und therapeutische Möglichkeiten, sich mit der Angst auseinanderzusetzen und sie in eine sinnvolle Balance zwischen Organismus und Umwelt zu bringen.

Über körperliche Zugangswege, über welche die neuromuskulären Strukturen des Bewegungssystems angesprochen und stimuliert werden, lassen sich neue Erfahrungen und Möglichkeiten des Wahrnehmens und Handelns bahnen. Über den Körper und das in ihm aufbewahrte Körpergedächtnis lassen sich eingefärbte Gedächtnisinhalte berühren und für die körpereigene Regulation öffnen. Aus der Körperhaltung der Angst kann so (wieder) eine der Offenheit und Daseinsfreude werden.

Externe und interne Synchronisation und Desynchronisation mit der Umwelt und Mitwelt, inneres und äußeres Gelingen und Misslingen sind hier eng miteinander verwoben. Mithilfe der Myoreflextherapie kann es funktionieren, die beiden Flügel der Sensorik und Motorik wieder zu koordinieren und regulativ neu zusammenzuführen. Handeln, Wahrnehmung und Selbstwahrnehmung können sich damit neu abgleichen und resynchronisieren. Das Handlungs- und Erlebnisfeld kann sich reorganisieren und neu ausrichten.

So war es auch bei Frau A. Vieles, was sie in ihrer Vergangenheit erlebt hatte, war in ihrem Körper- und Muskelgedächtnis stecken geblieben. Über die gemeinsame Arbeit mit ihren Muskeln, ihrem vegetativen Nervensystem und ihrem inneren Selbstsinn konnte sie sich wieder selbst entdecken. Es war sehr wahrscheinlich, dass sie sich nach einer überschaubaren Anzahl von Behandlungen selbst stabil und im Lot halten könnte. Voraussetzung dafür war, dass sie dieselben Punkte und Bereiche, die wir behandelt hatten, zu Hause regelmäßig mit speziellen Übungen bearbeitete und damit fit und wach hielt.

Als zentral wichtige KiD-Übungen standen dabei die Aufdehnung der Beugemuskeln im Vordergrund, insbesondere der Brust- und Bauchmuskeln. Für eine angstfreie Körperhaltung strebten wir in direkter Verbindung zu den Brustmuskeln ein aufrechtes Brustbein mit »langem Hals« an. Kopfdrehübungen mit den Porträtmuskeln und »Kaumuskelstretching« sollten ebenfalls in das tägliche, quasi körper-psycho-mentale Fünf-Minuten-Körper-Programm mit einbezogen werden (die Porträtmuskeln verlaufen seitlich am Hals entlang nach vorn zum Schlüsselbein).

***

Gerade die Kaumuskulatur zeigt sehr augenscheinlich, welche seelische Bedeutung körperliche Haltungen und Bewegungsmuster haben. Beispielhaft drückt sie alle Formen von Aggressionsverhalten aus, spiegelt sie wider und zeigt dadurch, wie eng die neurobiologische Verankerung von Emotionen, Trieben und entsprechenden Handlungsmustern mit der Körperlichkeit und dem Muskelsystem als Träger und Ausdrucksorgan verbunden ist. Im Stress erstarrte und daueraktive Kaumuskeln können die Nackenmuskeln reizen, den Ruhenerv ausschalten, die Durchblutung im Kopf drosseln und den Zungennerv irritieren.

Das Muskelsystem der Kaumuskulatur ist gleichzeitig ein weiterer wichtiger Baustein für das tiefere Verständnis der engmaschigen Vernetzung der oberen Halswirbelsäule. Sein Rezeptorensystem befindet sich nicht in einem Nervenknoten (Ganglion) außerhalb des Gehirns, sondern direkt im Hirnstamm. Dadurch ist eine sehr schnelle Feinabstimmung der Kaumuskeln möglich: Informationen entsprechender Spannungsveränderungen in den Kaumuskeln gehen unverschaltet in die Kerngebiete des motorischen Areals des fünften Hirnnervs (N. trigeminus) über, der die Kaumuskulatur steuert. Genauso gibt es Impulsströme in die umgekehrte Richtung.

Im Kopfbereich übernehmen die Äste des N. trigeminus die Erregungsleitung für die Muskel- und Spannungswahrnehmung zum Gehirn. Im Ganglion trigeminale werden diese Informationen dann wieder verschaltet. In den sensorischen Kerngebieten des N. trigeminus findet eine Verschaltung auf das Bahnsystem in den Thalamus statt. Dieser Bereich des Zwischenhirns weist eine starke Verbindung zur Großhirnrinde auf und wird daher häufig als »Tor des Bewusstseins« bezeichnet. Hier verschalten sich beinah alle aufsteigenden Informationsbahnen auf ihrem Weg zum Cortex.

***

Hoch motiviert willigte Frau A. in ihren aktiven Part im Dienste der Gesundheitsrückeroberung ein. Und sie gab sich entschlossen, darüber hinaus auch wieder regelmäßig Qi Gong zu praktizieren.

Vier Wochen später kehrte sie als – wie sie es ausdrückte – neuer Mensch in die Praxis zurück. Die nicht kontrollierbaren Ängste hatten sich nahezu aufgelöst. Die ständige Angst im Nacken war überwunden. Verzerrungen der Muskeln und des inneren Wahrnehmungssystems aus der Vergangenheit hatten ihren Schrecken verloren. Stattdessen konnte sich der innere Selbstsinn innerhalb einer austarierten Körper-Gefühls-Landschaft wieder natürlich entfalten.

FRAU W. ODER WIE SICH VERSCHÜTTETE ÄNGSTE IHREN WEG BAHNEN

Nicht immer ist die Angst so gegenwärtig wie bei Frau A. Unsere (vordergründig) rein körperliche Befindlichkeit und Symptomatik hängt häufig auch mit unseren unterschwelligen, »vergessenen« Ängsten zusammen, deren körperliche Seite sich in Form von Herzrasen, Atemnotsyndrom, Bluthochdruck, Migräne, aber auch in Irritationen und Störungen der Immunregulation und in Erkrankungen des Bewegungsapparats zeigt. Häufig treten diese so sehr in den Vordergrund, dass die Angst dahinter kein Thema mehr ist.

Frau W. war 32 Jahre alt, und trotzdem erschien sie das erste Mal in der Praxis in Begleitung einer Freundin und ihrer Eltern. Allein hätte sie es einfach nicht geschafft. Sie litt aktuell unter einem extremen Engegefühl in der Brust, Herzrasen, Atemnot, Kopf- und Nackenschmerzen sowie bohrenden Schmerzen zwischen den Schulterblättern. Dreizehnmal waren ihre Eltern mit ihr schon in Kliniken und auf der Intensivstation gewesen. Nichts war dadurch besser geworden.

Ich fragte nach und erfuhr einiges über die junge Frau: Während der Schwangerschaft hatte ihre Mutter einen Schwangerschaftsdiabetes und Bluthochdruck entwickelt. Die letzten acht Wochen vor der Geburt musste sie die meiste

Zeit liegen, hatte starke Schmerzen und vorzeitige Wehen. Die Geburt gestaltete sich ebenfalls sehr schwierig, denn das Kind wollte sich bis zum Schluss nicht aus der Steißlage drehen und musste per Kaiserschnitt geholt werden.

Frau W. war bei der Geburt sehr groß. Und sie hatte immer Hunger. Zu allem Überfluss fiel sie als Säugling vom Wickeltisch und schrie danach noch mehr. Mit sechs Jahren stürzte sie kopfüber die Treppe hinunter und musste wegen einer Gehirnerschütterung eine Woche liegen. Sie wuchs unheimlich schnell und hatte schon mit dreizehn ihr jetziges Körpermaß von eins achtzig erreicht. Zwischen dem siebzehnten und neunzehnten Lebensjahr stürzte sie dann noch dreimal schwer – erst auf einer Treppe, dann auf Glatteis und bei einem Skiunfall.

Seit sie zwölf war, litt Frau W. immer wieder an Herzrasen und schlechten Träumen. Mit 23 dann verstärkte sich die bis dahin latente Depressivität zu einer manifesten Depression. In derselben Zeit entwickelten sich die schon in den vorangegangenen Jahren immer mehr zunehmenden Kontrollzwänge zu einer schweren Zwangserkrankung. Engegefühle in der Brust, Atemnotsyndrom, chronische Schulter-Arm-Beschwerden und furchtbare Kopfschmerzen machten ihr das Leben zunehmend unerträglich. Weder der Kinderarzt noch Neurologen, Psychiater oder Psychologen konnten ihr helfen, ebenso wenig zwei Aufenthalte in einer psychosomatischen Klinik. Die Medikamente – Antidepressiva, Psychopharmaka und Beruhigungsmittel – hatte sie nach drei Jahren ohne Verbesserung wieder abgesetzt. Die aktuelle Medikation bestand »nur« noch aus zwei Betablockerpillen und einem Schlafmittel. Wirklich geholfen haben auch sie nicht.

Bahnen im Körper

Beschleunigungsverletzungen – insbesondere bei Autounfällen und Geburtstraumata –, aber auch Ausrutscher, Verrenkungen im Nacken und Hebetraumata belasten im Regelfall eine besonders wichtige und kritische Körperregion: die obere Halswirbelsäule. Über die Muskeln dort werden alle Beschleunigungskräfte abgefangen, damit es nicht zu tödlichen knöchernen Verletzungen in der Übergangszone zwischen Schädel und Halswirbelsäule kommt. In der Zeit danach bleiben diese Muskeln häufig gezerrt, eingefroren und festgefahren, kurz: Sie sind aus dem Lot.

Die unphysiologischen Muskelverspannungen und traumatischen Erstarrungen wirken sich in und von dieser »Chefetage« auf Nerven, Blutgefäße und das Rückenmark aus:

- Die Wirbelsäulenarterie (A. vertebralis) wird in ihrem besonderen Verlauf zwischen Wirbelsäule und Schädel häufig abgeknickt und in ihrer Funktion gedrosselt. Die Abzweige dieses »Schlauchs« in Richtung Kleinhirn – der Architekt der Bewegung –, in Richtung Innenohr und Gleichgewichtsorgan und in Richtung basales Aufmerksamkeitszentrum im Rückenmark werden über diesen Weg ebenfalls stranguliert. Die Folgen: Schwindel, Ohrgeräusche, Hörsturz, Hinterhauptskopfschmerz, Orientierungs- und Gangunsicherheit.
- Die Stressnervenknoten (Ganglien) des Sympathikus geraten in den neuromuskulären Verspannungen aus dem Takt und »feuern« chronisch; sie machen Stress. Die Folgen: Schlafstörungen, Schwitzen, Angst, Migräne, Herzrasen, Blutdruckschwankungen, Sehstörungen, körperlicher/

muskulärer Hypertonus, Reizbarkeit beziehungsweise Ärgerlichkeit und neuronale Engstellung der Wirbelsäulenarterie und der Halsschlagader (A. carotis).

- Der Ruhenerv (Vagus) in der Tiefe der vorderen Halswirbelsäule wird in diesen Spannungs- und Stressmustern gestört, in seiner Funktion eingeschränkt und ausgehebelt. In der Folge entstehen innere Unruhe und Müdigkeit, Abgeschlagenheit und Erschöpfung am Morgen. Die natürliche Regeneration kommt nicht mehr zum Zuge, Beruhigung greift nicht mehr: Die Sackgasse mündet in Depressivität. Gehemmte Aktivitäten des Ruhenervs und seiner Verästelungen sind auch entscheidend für einen Koordinationsverlust der Leber (N. hepaticus) und des Energiestoffwechsels verantwortlich. Die Symptome: Fressattacken, Hungergefühle, hohe Fettwerte.
- Als führende Muskeln der vorderen Halswirbelsäule sind die Treppenmuskeln (Scaleni-Muskeln) zudem entscheidend ins Atemverhalten integriert. In einem an Unfälle gekoppelten Spannungsmuster können sie ihre Funktion – die Rippen für die Atmung anzuheben – nicht mehr erfüllen. In einer Funktionsumkehr blockieren sie stattdessen die Einatmung und die oberen Rippen, während sie gleichzeitig den Hals und den Kopf nach vorn ziehen. Diese Irritation führt zu einer Gegenspannung im Nacken-Schulter-Bereich und zu weiterem Schmerz in der Wirbelsäule. Dadurch wird das Spannungsmuster vom Unfall verstärkt.
- In der Tiefe der Treppenmuskeln kann ein weiterer Nerv biomechanisch ausgehebelt werden: der Phrenicusnerv, der das Zwerchfell steuert und so den Atemrhythmus mitreguliert. Störungen dieses Nervs behindern die Atmung, leiten Verspannungen des Zwerchfells und der Brustwirbelsäule

mit ein, irritieren aufgrund ihrer Verästelungen den Herzbeutel und die Hinterwand des Herzens und bedrängen mit dieser Spannung die Region hinter dem Brustbein.
- Das Nervengeflecht für die Schulter, den Arm und die Hände, der sogenannte Plexus brachialis, gerät in dieser aus dem Lot geratenen Halswirbelsäule und den muskulären Überspannungen ebenfalls unter Stress. In zwei anatomischen Engstellen – der oberen und unteren Scalenuslücke – resultieren nach Unfällen häufig Strangulationsphänomene. Die Folgen: Taubheitsgefühle und Kribbeln im Arm, eingeschlafene Finger, Karpaltunnelsyndrom, Tennisellbogen, Schulter-Arm-Schmerzen sowie Schulter- und Nackenbeschwerden.

Als Frau W. auf der Behandlungsliege saß – ihre Haltung mit eingezogenem Genick, hochgezogenen Schultern, nach vorn gerutschtem Kopf und ausgesprochenem Rundrücken erinnerte mich an einen Geier –, war ihr Brustbein derart eingefallen, dass die Bewegungen des Brustkorbs beim Einatmen nahezu eingefroren waren. Die manuelle Untersuchung der Halswirbelsäule ergab, dass auch ihre Bewegungsfähigkeit gravierend eingeschränkt war.

***

Gut zwanzig Minuten arbeiteten wir über die Muskeln, aktivierten die kleinen Nackenmuskeln und die Muskulatur des Hinterkopfs mit Kiefer- und Zungenbewegungen nach links und rechts gegen die behandelnden Daumen. So sollten sich Schädel und Halswirbelsäule aufrichten. Millimeter für Millimeter versuchten Frau W. und ich, die führenden Muskeln an den Querfortsätzen des Atlas freizubekommen. Sie sind besonders wichtig für die Regulation der Kopfgelenke, weil die Partie in der Mitte des Nackens neuroanatomisch wie neurobiologisch eine Schlüsselregion in der Übersetzung vom Gehirn zum Körper und von der Körperwelt ist. Die einwandfreie Funktion in der Halswirbelsäule hält die Durchblutung, das vegetative Nervensystem mit Blutdruck, Kreislauf und Gleichgewichtsverhalten, die Stellung und Haltung der Wirbelsäule, die Blickmotorik und das psychoemotionale Befinden im harmonischen Gleichgewicht. Bei Frau W. jedoch waren die Funktionen der unteren und oberen Halswirbelsäule völlig entgleist und aus dem Lot geraten. Alle Muskelursprungs- und -ansatzbereiche waren im Tonus dysreguliert und für sie extrem schmerzhaft.

Doch mit jedem Schritt der sich entfaltenden Behandlung richtete sich die Frau äußerlich und innerlich mehr und mehr auf. Nach Jahren atmete sie erstmals frei durch – wurde Stück für Stück aufrechter und beweglicher. Endlich schmerzfrei und ohne Beschwerden um das Herz, lösten sich mit den körperlichen Fesseln auch die psychoemotionalen Zwänge. Der ersten Behandlungseinheit folgten noch etwa zwanzig weitere neuromuskuläre Regulationen. Dann war die freie Gesundheit nachhaltig stabilisiert.

HERR P. ODER WENN LIFESTYLE-STRESS UNTER DIE HAUT GEHT

Eine intakte Familie, ein interessanter Job und berufliche Anerkennung. Keinerlei Verdachtsmomente bei den gesetzlichen Vorsorgeuntersuchungen und Gesundheitschecks. Eine gesunde Live-Work-Balance und regelmäßige sportliche Aktivitäten – insbesondere Fahrradfahren – als Ausgleich zur Büroarbeit. Bewusstes Ernährungsverhalten ... Dem ersten Anschein nach war das Leben von Herrn P. vorbildlich. Dennoch stand er eines Tages vor mir in der Praxis. Sein Problem waren Engegefühle in der Brust, Herzstolperer, Herzrhythmusstörungen und immer wieder Tachykardien, bei denen die Herzfrequenz wie aus heiterem Himmel plötzlich auf über hundert Schläge pro Minute nach oben schnellte.

Internistische, kardiologische und intensivmedizinische Abklärungen in der Universitätsklinik ergaben keine organmedizinische Pathologie. Auch psychosomatische und psychotherapeutische Interventionen konnten keine Ansatzpunkte liefern – und genauso wenig Verbesserungen. Freunde, Nachbarn, Arbeitskollegen und ein zurate gezogener Psychologe verwiesen Herrn P. schließlich in unser Zentrum für interdisziplinäre Therapien. Der behandelnde Kardiologe bestärkte den verunsicherten Patienten, den Weg in die Myoreflextherapie, »ein Verfahren mit Hand und Fuß«, einzuschlagen.

***

Herr P. ist kein Einzelfall. Herzrasen, Engegefühle in der Brust, innere Unruhe, Druck unter dem Brustbein, Herzstolperer, Bluthochdruck, Schwindelattacken, Übelkeit, Herzangst, Nervosität, schwere Atmung, Atemnot und schlechter Schlaf quälen heutzutage immer mehr Menschen – und werden zu echten »Gesundheitsräubern«. Doch nicht bei allen Betroffenen können Internisten, Kardiologen, Neurologen und Psychiater ernsthafte Erkrankungen wie die koronare Herzkrankheit, Gefäß- oder Atemwegserkrankungen, Infektionen oder Entzündungen erkennen und gezielt behandeln. In den meisten Fällen lassen sich trotz fachärztlicher Abklärung keine manifesten Krankheiten mit organischen Störungen oder Schäden feststellen. Die Leidenden fallen aufgrund mangelnder organmedizinischer Befunde dann schnell in die Sparte »Psycho« und Psychosomatik – ohne dass ihnen damit wirklich geholfen ist.

Dabei wäre es gerade bei den genannten Symptomen wichtig, nicht nur zwischen psychogenem auf der einen und Herzinfarktpatient auf der anderen Seite zu unterscheiden. Die Medizin sollte vielmehr auch die große Menge der Betroffenen »dazwischen« beachten. »Dazwischen« bedeutet, dass psychosoziale Belastungen, Lifestyle-Stress, zu viel Arbeit, zu wenig Schlaf, zu wenig und zu einseitige Bewegung, der Verlust des inneren Rhythmus oder ein aus dem Lot geratenes Essverhalten nicht einfach nur als psychogen abgetan oder missachtet werden dürfen. Denn all diese Belastungen können sich sehr wohl auf körperlicher Ebene manifestieren, können unter die Haut gehen, im Muskelsystem Gestalt annehmen, unsere Haltung prägen und unsere Körpergefühlslandschaft sehr deutlich einfärben.

Wie sich das Herz beruhigen lässt

Körperliches und Seelisches lassen sich nicht trennen, sondern können vielmehr als die zwei Seiten derselben Medaille gesehen werden. Die große Schnittmenge dieser verschiedenen Seiten findet sich im vegetativen Nervensystem, der funktionellen Anatomie, den Muskeln und der Haltung. Wer dies berücksichtigt, kann die Wirklichkeit der überreizten, gestressten Herzangstpatienten mit rasendem Puls wesentlich besser verstehen.

Wenn die Stressdirektion im Kopf – mit den Stresshormonen Kortisol, Adrenalin und Noradrenalin sowie ihrem verlängerten Arm, dem Sympathikus – überaktiv werden, stehen die Zeichen auf Sturm: Der Blutdruck steigt, der Herzschlag feuert, die Haut schwitzt, die Muskeln spannen an, die Atemfrequenz beschleunigt, der Magen-Darm-Trakt wird heruntergefahren, und der ganze Organismus befindet sich in einem überaktiven Ausnahmezustand. Wenn das Attribut des Gleichgewichts, der Ruhenerv Vagus, nicht mehr zum Zuge kommt, führen diese Stressaktivierungen zu wilden, aber (bio)logisch ableitbaren physiologischen Symptomen. Nach fachärztlicher Abklärung kann die Vielzahl dieser Beschwerden effizient über biologische, anatomische Wege und Übungen behandelt werden: An erster Stelle stehen »Entschleunigung« und Regulierung des Herzens über die Entspannung des Nackens.

Dazu kommen Atemübungen zum Stressabbau der Muskulatur des Brustkorbs, der Rippen, des Zwerchfells und zur Entstressung des vegetativen Nervensystems. Der Vagus muss aktiviert, der Sympathikus gleichzeitig ausgebremst werden. Über anatomische Wege (Nacken, Kaumuskeln, Zwerchfell und Leber) lassen sich innerer Rhythmus, Vegetativum, Energiehaushalt und innerer Selbstsinn harmonisieren. Stretching und KiD-Übungen für das Becken entlasten die Körperhaltung, die inneren Faszien, die Organe und das »Bauchgehirn«. Durch all dies können sich Blutdruck, Herzfrequenz, Herzrhythmus, Atemverhalten, Gleichgewicht und emotionale Balance selbst regulieren. Verspannte und verkürzte Muskeln können nachlassen.

In zweiter Linie können Nahrungsmittelunverträglichkeiten oder Lebensmittelallergien das Herz aus dem Takt bringen und vegetative Entgleisungen auslösen (mehr dazu erfahren Sie ab Seite 166).

***

Auch bei meinem neuen Patienten sollte sich im Gespräch rasch herausstellen, dass er aufgrund seiner beruflich vorgegebenen Körperhaltung im Büro einseitig belastet war. Die überwiegend sitzende Tätigkeit mit der Haltungstendenz nach vorn und einem auffälligen Rundrücken (Kyphose) hatten in seinem Muskel-und-Faszien-System sowie in der Stellung seiner Halswirbelsäule deutliche Spuren hinterlassen. Die Beweglichkeit der Hals- und Brustwirbelsäule erschien gravierend eingeschränkt. Die stark erhöhten muskulären Spannungen über dem Zwerchfell, über den Rippenbögen und in den Bauchmuskeln waren beeindruckend. Die wahrnehmbaren Bewegungen des Brustkorbs beim Atmen (Atemexkursion) und die Funktionen der Atemhilfsmuskulatur waren deutlich reduziert.

Auch der sportliche Ausgleich (vor allem Radfahren) konnte dem nicht entgegenwirken. Im Gegenteil: Hier wiederholten sich die einseitigen, beengenden Bewegungsmuster noch einmal: eingeknickter Nacken, verschlossener Oberkörper und Brustbereich, gebeugte Hüfte ...

Im Vordergrund des Myoreflexkonzepts standen daher die schrägen Bauchmuskeln, das Zwerchfell, die Brustwirbelsäule, der vierte und fünfte Brustwirbel, die Region der vorderen Halswirbelsäule mit dem Atem- und Herznerv Phrenicus und die Hüftbeugemuskeln mit dem System des M. iliopsoas. Über gezielte Druckpunktstimulation wurden festgefahrene Spannungsmuster myoreflextherapeutisch behandelt und entsprechend gelöst.

Geführte KiD-Übungen eröffneten zuerst den »überspannten Bogen« vorn. Im nächsten Schritt wurden die vorderen »Anschlussstellen« des Beckens aufgedehnt und gegen Widerstand in die Länge trainiert. Als Attribut des Gleichgewichts wurden sodann die »hinteren« Gegenbewegungen über der Brustwirbelsäule auf Länge und Richtung »Aufrichtung« trainiert. Übungen in die »Länge« und ins »Lot« der Halswirbelsäule ergänzten das Konzept. Auch dabei wurde der verspannte vordere »Bogen« der Halswirbelsäule frei trainiert. In einer neu eröffneten Tonussymmetrie wurden die entscheidenden Nerven des Zwerchfells und des Herzens »entfesselt«.

Um die Nachhaltigkeit der Beschwerdefreiheit zu unterstützen, setzte ich für die dynamische Öffnung des Becken- und Bauchraums, des Brustkorbs und der Halswirbelsäule wieder KiD-Übungen ein.

Herr P. war sofort begeistert, weil er das Gefühl ums Herz als spontan befreiend empfand. Das Atemverhalten war ebenfalls tiefgreifend freier. Aufgerichtet und entlastet verabschiedete er sich – begierig auf neue Übungen und Trainingsimpulse, die in einer zweiten Sitzung folgen sollten. Und tatsächlich bedurfte es gerade einmal dreier Behandlungs- beziehungsweise Trainingseinheiten, bis sich Herr P. in der angemessenen Richtung beschwerdefrei und gesund fühlte. In der Tat generierten sich seine – übrigens weit verbreiteten – Symptome nicht aus einer organischen strukturellen Pathologie, sondern über die Wurzeln einer funktionellen neuromuskulären Dysbalance. Diese lässt sich in der Regel – natürlich immer mit Ausschluss von organischen Defekten und Entzündungen – myoreflextherapeutisch sehr effizient behandeln, frei trainieren und frei halten.

FRAU R. ODER WENN DER KOPF VERRÜCKTSPIELT

Kribbeln, Kitzeln, Taubheitsgefühle, Missempfindungen auf der Zunge, Engegefühl im Rachen beim Schlucken (Globusempfindungen), verschwommenes Sehen mit Sehverschlechterungen, Schwindelgefühle und Gleichgewichtsprobleme, Schlafstörungen, ein unerträgliches Jucken im Ohr, Sprech- und Artikulationsirritationen, eine latente Gereiztheit und nicht zuletzt chronische Nackenschmerzen ... Sehr viele Menschen klagen über eine, zwei oder drei dieser Beschwerden. Manche sind gleich mit allem geschlagen. So wie Frau R., die sich mit dem Vollbild all dieser Beschwerden in unserem Zentrum vorstellte. Am schlimmsten war für sie der schwere Schwindel mit Instabilitätsgefühlen und der Unfähigkeit, ihren Alltag zu kontrollieren. Die Engefühle beim Schlucken, die Sprach- und Ausdrucksprobleme sowie die chronischen Schmerzen in Kopf und Nacken belasteten sie kaum minder – aber darüber würde sie »genauso wenig klagen wie über die immer wiederkehrenden Taubheitsgefühle in den Armen und das Jucken im Ohr«. Frau R. begann schon nach drei Minuten zu weinen, schob mir eine Plastiktüte mit vier Ordnern über den Schreibtisch und flüsterte mit zitternder Stimme: »Glauben Sie mir, ich bin wirklich am Ende. Ich kann nicht mehr! Und ich werde so auch nicht weiterleben.«

In der Regel ergeben sich bei Beschwerden wie denen meiner Patientin anhand neurologischer und internistischer Untersuchungen sowie aus Abklärungen beim Hals-Nasen-Ohren-Arzt keine gravierenden Befunde. Auch Zahnarzt und Orthopäde können keine organischen Schädigungen feststellen. Häufig ist dann der Psychiater die nächste Station – und die typische Diagnose am Ende der Odyssee reicht von latenter Depression über Angstsyndrom, hypochondrische Neurose, Burn-out oder vegetative Dystonie bis zu Persönlichkeitsstörung, schizoider Psychose und Schizophrenie.

Beim Versuch, irgendwie zu helfen und die verrückten Symptome einzudämmen, kommen die verschiedensten Psychopharmaka, Antidepressiva, Beruhigungsmittel, Antiepileptika, Neuroleptika und zentral wirksamen Schmerzmittel zum Einsatz – leider für die meisten Patienten ohne jeden Erfolg. Auch hier machte Frau R. keine Ausnahme.

Was ebenfalls auf so gut wie alle Betroffenen zutrifft, ist, dass Bewegungen des Halses und des Kopfes fast immer mehrere »Sensationen« gleichzeitig auslösen. Praktisch alle Patienten haben daher Angst vor körperlichen und manipulativen Untersuchungen oder Manövern an ihrer Halswirbelsäule. Kopfdrehungen nach links oder rechts, die Kopfneigung zur Seite und das Absenken des Kinns zur Brust intensivieren üblicherweise nicht nur die Nackenschmerzen, sondern genauso den Schwindel, den Kitzel und das Kribbeln auf der Zunge sowie das Jucken im Ohr. Schon der Versuch, den Kopf aufrecht zu halten, führt zu einer Verschlimmerung. Oft lassen sich auch über Kauen, Schlucken und Gähnen alle Beschwerden provozieren, insbesondere jedoch Kopf- und Nackenschmerzen, Sehstörungen, Jucken und Schmerzen im Ohr. Genauso führen häufig helles Licht, Gegenlicht, Lärm, angestrengtes Zuhören und unvorhergesehene Bewegungen zur Eskalation der Beschwerden. So gut wie nie kommen die Probleme aus heiterem Himmel.

Fragt man nach, berichten nahezu alle Patienten über Auto- oder Skiunfälle, Fahrradstürze, Ausrutscher auf Glatteis, Fehltritte auf Treppen oder Leitern, die sich vor dem Ausbruch ihrer verrückten Beschwerden zugetragen hatten. Teilweise liegen solche biografischen Belastungen schon viele Jahre zurück, sodass sich entsprechende Zusammenhänge vordergründig nicht aufdrängen. Längere Zahnarztbehandlungen, Operationen an der Schilddrüse oder im Mund-Hals-Rachen-Raum mit entsprechender Lagerung in der Narkose und nicht zuletzt chronische »Homo-computerus«-Fehlhaltungen im einseitigen Büroalltag können sich in der Zeit vor dem Ausbruch der Symptome ebenfalls belastend auswirken. Dabei bringt ein Störfeld allein das Fass normalerweise noch nicht zum Überlaufen. Wenn jedoch einseitige Fehlhaltungen, Überlastungen, Beschleunigungsverletzungen, muskuläre Dysbalancen im Nacken, verspannte Kaumuskeln und psychosozialer Stress kumulieren, beginnen neuroanatomische Schaltkreise aus dem Lot zu geraten.

Das Nacken-Zungen-Syndrom

Im ersten Gespräch versicherte ich Frau R., dass sie nicht verrückt sei – auch wenn alle anderen Gutachten sagten, ihre Beschwerden könnten nicht zusammenhängen und müssten überwiegend psychogen sein. Wieder weinte Frau R., diesmal spürte man jedoch schon eine gewisse Entlastung: »Ich bin so froh, dass Sie mir glauben – und dass ich nicht verrückt bin. Wenn das so ist, können Sie mir doch sicher auch helfen.«

All die Zusammenhänge, die von Frau R. und vielen anderen Patienten beschrieben werden, lassen sich in einer Fülle wissenschaftlicher und medizinischer Lehrbücher nachlesen: Im tiefen Nacken und der Halswirbelsäule liegen zentrale neuronale und neuromuskuläre Verkehrsknotenpunkte, welche die Nervenäste der oberen drei Halswirbel, den Gleichgewichtsnerv, den Zungennerv, den Ruhenerv Vagus mit seiner Verästelung zu den Augen und ins Ohr, die Schluck- und Schlundmuskulatur, die Kaumuskeln und ihren Stressnerv Trigeminus sowie den Gesichtsnerv für die Mimik in verschiedene Richtungen miteinander verbinden. In der medizinischen Literatur wird das »Nacken-Zungen-Syndrom« genau so erklärt, wie die betroffenen Patienten berichten.

Verspannte Nackenmuskeln können die Position der oberen zwei Halswirbelkörper so sehr aus den Angeln hebeln, dass die Hirnnerven für die Zunge, das Gleichgewicht, den Geschmack, die Kaumuskeln, die Gesichtsnerven und der große Ruhenerv für die zentrale Beruhigung gestört werden und den Takt verlieren. Im gleichen Zuge können wichtige Blutgefäße wie die Wirbelsäulenarterie und ihre Abzweigungen zum Kleinhirn, Gleichgewichtsorgan, Innenohr und zu den Aufmerksamkeitszentren im Hirnstamm stranguliert und eng gestellt werden. Missempfindungen auf der Zunge, Schwindelgefühle, Geschmacksirritationen, Globus- und Kloßgefühle, Schluck- und Sprechstörungen, Gesichtsschmerzen, Sehstörungen, Ruhelosigkeit, Rastlosigkeit, Gereiztheit, Schlafstörungen und selbst das Jucken im Ohr sind vor dem Hintergrund genauer Kenntnisse direkt ableitbare logische Folgen.

Die gute Nachricht lautet: Wenn man versteht, über welche

neuroanatomischen Wege die verrückten Beschwerden entstehen, kann man sehr zielgerichtet und effizient behandeln und so die Selbstheilungswege des Körpers in Gang bringen. Hirnnerven, Muskeln, Nacken, Kiefer, Ohren und Augen werden so wieder zu einem funktionierenden Orchester.

***

In einer erweiterten Anamnese berichtete Frau R. detailliert über zwei Verkehrsunfälle, in die sie unschuldig verwickelt worden war. Nachdem ihr bereits fünf Jahre zuvor ein Fahrzeug von hinten ins Auto gefahren war, kam es vor etwa zwei Jahren zu einer unerwarteten Kollision von vorn links. In der Zeit vor diesen Unfällen war sie »eigentlich gesund« und voll funktions- und arbeitsfähig. Seit den Unfällen jedoch waren die Beschwerden mit jedem Monat deutlicher und schlimmer geworden.

Für jeweils vier Wochen musste sie damals eine Halskrause tragen, was ihre Symptome jedoch genauso wenig verbesserte wie eine mehrwöchige Schmerztherapie. Anfänglich glaubte Frau R., die Kombination von Paracetamol, Ibuprofen und einem Antidepressivum könnte das Ganze ein bisschen lindern. Leider trat jedoch das Gegenteil ein. Nach weiteren Medikamenten mit zentraler Wirksamkeit sei dann alles »eigentlich noch schlimmer« geworden. Nun konnte sie sich »nicht einmal mehr zum Spazierengehen aufraffen«.

Am besten wäre natürlich, es gar nicht erst so weit kommen zu lassen. Deshalb sollte man bereits die ersten Signale ernst nehmen und unmittelbar reagieren. Mit den richtigen KiD-Übungen, Gegenbewegungen zu den Alltagsüberlastungen und dem geeigneten körperlichen Ausgleich lassen sich die meisten Probleme beheben.

HERR S. ODER WIE DER STOFFWECHSEL DIE STIMMUNG BEHERRSCHT

Kommen wir noch einmal auf Herrn S. zu sprechen, von dem ich Ihnen am Anfang dieses Buches berichtet habe. Nachdem er von vielen schon als »Psychowrack« abgestempelt worden war, halfen bereits die ersten myoreflextherapeutischen Behandlungsgriffe, um ihn nach langer Zeit endlich wieder so etwas wie Wohlbefinden und Lebensfreude spüren zu lassen. Denn die Behandlung förderte auf der neuroanatomischen Ebene eine Entstressung der Körperachse und darüber eine Regulation der Stresschemie.

Typisch für solch komplexe Fälle, hatten sich bei Herrn S. im Verlauf der Krankengeschichte neben den Psychostresssymptomen erster Ordnung wie Übererregung, innerer Aufregung, Rastlosigkeit, Schlafproblemen und Nackenverspannung auch eine ganze Reihe sekundärer, kompensatorischer, leider nur über eine kurze Zeit entlastender Verhaltensmuster zur Beruhigung in seinen Alltag eingeschlichen. Schon bei unserem ersten Treffen vermutete ich: »Sie essen ziemlich viel Schokolade, Gummibärchen, Nudeln und Brot, oder? Trinken Süßgetränke und fünf bis sechs Tassen Espresso am Tag; abends dann ein, zwei oder auch drei Bier zum Abschalten ...?«

Verwundert blickte mich Herr S. damals an: »Woher wissen Sie das alles? Sie kennen mich doch noch gar nicht.«

Natürlich hatte Herr S. recht: Ich kannte ihn nicht. Was ich aber wusste, war, dass und warum Menschen wie er gern zu zuckerhaltigen Speisen und Getränken greifen.

Energie für die Zellen

Unsere Muskeln brauchen, um überhaupt arbeiten zu können – um sich also anzuspannen und sich zu entspannen –, in ausreichendem Maße Energie. Der ultimative »Treibstoff« dafür ist der Einfachzucker Glukose (Traubenzucker). Er gelangt über die Darmschleimhaut sehr schnell ins Blut und von dort zu den Zellen, in deren Innerem er in Adenosintriphosphat oder kurz ATP umgewandelt wird. Nur die Energie dieses sekundären Energieträgers kann der Körper für Umwandlungsprozesse nutzen. ATP ist entscheidend für alle energieverbrauchenden Prozesse eines Lebewesens – von der Synthese organischer Moleküle über den Transport eines Stoffs in die Zelle oder von einer Zelle zur anderen bis eben hin zur mechanischen Muskelbewegung. Ohne ATP und somit ohne Glukose wären wir also nicht überlebensfähig.

Der schnelle Energieschub, den Zucker gibt, täuscht jedoch darüber hinweg, dass er das grundsätzliche Problem bei körperlichem und psychischem »Ausgebranntsein« nur noch verstärkt.

Damit der Körper Glukose in ATP umwanden kann, muss diese erst einmal aus dem Blut in die Zelle gelangen. Dazu braucht es einen »Schlüssel«, der die Zellmembran für den Zucker öffnet. Dieser Schlüssel ist das Hormon Insulin. Es wird bei gesunden Menschen in den Inselzellen der Bauchspeicheldrüse gebildet und immer dann ausgeschüttet, wenn der Blutzuckerspiegel nach dem Verzehr von Zuckern ansteigt.

Das Insulin dockt an der Insulinrezeptorbindestelle der Muskelzellen an und löst dadurch ein Signal aus, das ein Transportprotein (Glukose-4-Transporter oder kurz Glut 4) vom Zellinneren in die Zellmembran verlagert. Die Fusion des Glut 4 mit der Zellmembran ermöglicht schließlich die Aufnahme von Glukose ins Innere der Zelle. Nachdem sie dorthin gelangen konnte, wird über einen mehrstufigen Signalübertragungsweg geklärt, wo Energie benötigt beziehungsweise ob Energiespeicher angelegt und mobilisiert werden müssen.

Bei einem Überangebot an Glukose wandeln die Zellen den Zucker in die köpereigene Speicherform Glykogen um. Diese wird zu etwa einem Drittel in der Leber, zu zwei Dritteln in den Muskeln eingelagert und kann bei Bedarf wieder in Glukose aufgespalten werden. Dabei dient das Glykogen aus der Leber der Sicherung eines möglichst konstanten Blutzuckerspiegels und der Zuckerversorgung von Gehirn, roten Blutkörperchen und Nervenzellen. Das Glykogen in den Muskelzellen wird für die Resynthese von ATP benötigt. Der Körper kann mit einer gewissen Menge an Glukose also sehr gut haushalten. Wenn allerdings dauerhaft zu viel davon im Blut zirkuliert, der Blutzuckerspiegel also ständig erhöht ist (Hyperglykämie), steigt auch der Insulinspiegel im Blut pathologisch in die Höhe (Hyperinsulinämie). Die »Glukoseüberschwemmung« im Muskel führt dann dazu, dass der Zucker – nachdem längst alle Glykogenspeicher gefüllt sind – in Fett umgebaut wird. Dieses kann bis zu einem gewissen Grad zwar in Fettzellen (Adipozyten) gespeichert werden. Die Adipozyten setzen jedoch vermehrt freie Fettsäuren frei, die den Organismus »fluten« und in den Skelettmuskeln sowie in der Leber in Triglyzeride und »schlechtes« LDL-Cholesterin umgebaut werden. Die Fettwerte im Blut steigen entsprechend an – und damit auch das Risiko für Schäden an den Blutgefäßen und daraus folgenden Herz-Kreislauf-Erkrankungen. Die freien Fettsäuren führen in den Muskelzellen außerdem zu einer Störung der Signalübertragungskaskade. Damit versagen die Aktivierung, die Translokation und die Transportleistung des Glut 4. Dies ist ein entscheidender Schritt in die Insulinresistenz: Das Gewebe reagiert vermindert oder gar nicht mehr auf das Hormon als »Zellöffner«, weshalb die Bauchspeicheldrüse immer mehr davon produziert – bis sie irgendwann kapituliert.

Insulin und Hyperinsulinämie

- Insulin kann das Gedächtnis verbessern.
- Hyperinsulinämie bei Insulinresistenz führt zu Entzündungen im Gehirn und ß-Amyloid-Ablagerungen, die als Hauptauslöser von Alzheimer und Demenzerkrankungen gelten.
- Reaktiver Mangel an IDE (insulinabbauendes Enzym) führt zu ß-Amyloid-Plaques.
- Insulinresistenz führt zu reduzierter Glukoseverwertung im Gehirn (insbesondere im linken temporalen Cortex, im rechten parietalem Cortex, im frontalen Cortex und im Hippocampus).[36]

Obwohl genug Glukose im Blut wäre, herrscht durch die fehlende Signalübertragung im Zellinneren ein Glukosemangel und somit ein entsprechendes Defizit an ATP-Energie. Einigen Muskelzellen fehlt dann ATP auf dem Weg in die Entspannung; sie stehen daher unter Dauerspannung. Andere wiederum werden schwächer (Muskelschwund) – vor allem wenn mit der Zeit Gegenregulations- und Reparaturmechanismen versagen. Ohne eine ausreichende Menge an Energie steigen zudem der Laktat- und der Ammoniakspiegel an. Die Muskeln schmerzen und sind weniger leistungsfähig. Ein gefährlicher Kreislauf entsteht.

Im Blut steigt der Zuckerspiegel währenddessen munter weiter an und reagiert dort mit körpereigenen Proteinen. Dabei bilden sich Abfallprodukte, die man als »Advanced Glycation Endproducts« oder »AGEs« bezeichnet und die über die Zeit Zellmembranen, Rezeptoren, Enzyme, die innersten Zellschichten der Blutgefäße und den roten Blutfarbstoff Hämoglobin angreifen. Letztgenannter kann dadurch weniger Sauerstoff binden oder abgeben und ist damit in seinen Kapazitäten stark eingeschränkt. Dies führt dann auch zu Müdigkeit, Erschöpfung, Leistungsschwäche und zum Burnout-Syndrom.

Zugleich herrscht im Muskel neben dem ATP- nun auch noch ein relativer Sauerstoffmangel. Dadurch werden vermehrt freie Radikale produziert, also aggressive Sauerstoffmoleküle (*reactive oxygen species*, ROS), welche die Funktionen der Mitochondrien hemmen – jener »Zellkraftwerke«, in denen das ATP hergestellt wird. Dadurch sinkt der ATP-Spiegel immer weiter. Oxidativer Stress stellt die Weichen zudem auf Entzündung und Schmerz, die Minderversorgung mit Sauerstoff und die Unterzuckerung heizen die Entzündungsmuster zusätzlich an. Zellulärer Energiemangel, Muskelschmerz und Muskelschwäche sorgen bei vielen Patienten dafür, dass sie sich immer weniger bewegen und somit die Muskelbalance immer mehr aus dem Gleichgewicht gerät.

Hohe Blutfettwerte, Bluthochdruck, vermehrte Entzündungsbotenstoffe und diabetische Stoffwechsellage: Die Wissenschaft hat dafür den Begriff »metabolisches Syndrom« geprägt, das keine eigenständige Krankheit, sondern eine Kombination mehrerer Risikofaktoren ist. Schon in der frühen Phase werden Gerinnungsstörungen, Arterienverkalkung und Energiestoffwechselstörungen eingeleitet. Eine zweite Phase ist dann gekennzeichnet durch chronische Entzündungen und Entgleisung des Insulins. Am Ende dieser Entwicklung stehen oft genug Herzinfarkt oder Schlaganfall.

***

Natürlich hat die moderne Medizin gegen all diese Beschwerden längst die verschiedensten Arzneimittel entwickelt. Allerdings bekämpfen diese meist nur die Symptome, nicht die eigentlichen Ursachen. Auch bei Herrn S. versuchte man, unter anderem mit Cholesterin- und Blutdrucksenkern der körperlichen »Talfahrt« Einhalt zu gebieten. Leider ohne Erfolg. Wie soll sich ein Problem auch lösen, wenn es nicht bei der Wurzel gepackt wird? Und so schuf Herr S. durch seine zuckerhaltige Ernährung ständig eine neue Basis für die Symptome, die er gleichzeitig mit den Tabletten zu bekämpfen versuchte.

Dazu kommt, dass das Muskelsystem nicht nur eine Schlüsselrolle im Zucker- und Energiestoffwechsel spielt. Es greift maßgeblich auch in die hormonelle Balance und das Immunantwortverhalten ein. Aktive Muskeln haben nämlich durch die Bildung entzündungshemmender Botenstoffe, der Myokine, insgesamt eine gesundheitsfördernde Wirkung – weit über reine Fitness und Beweglichkeit hinaus.[37]

Einige dieser Botenstoffe sind für die Funktion des Immunsystems essenziell, andere für neuroregenerative Aktivitäten im Gehirn lebensnotwendig und wieder andere für die Synthese und Regulation der Faszien verantwortlich.

Weil jede muskuläre Aktivität mit anderen Myokinen verbunden ist, können einseitige oder zu hohe Belastungen, stereotype Trainingseinsätze und überwiegend gleichförmige Anforderungsprofile Asymmetrien und Homöostasestörungen einleiten oder die Weichen in Richtung Entzündung, Schmerz oder Verletzung stellen. Ein ausgewogenes und gut gesteuertes Muskeltraining wirkt dagegen besser als jede Medizin.

Die nachstehende Auflistung zeigt, wie vielfältig die verschiedenen Myokine wirken:

- Interleukin 1 und 6 haben eine antientzündliche und schmerzlindernde Wirkung. Interleukin 6 reguliert zudem die AMP-aktivierte Proteinkinase, also das Notstromaggregat des Energiestoffwechsels, und verbessert die Fettverbrennung in den Mitochondrien. Es optimiert die Stoffwechselvorgänge in den Leberzellen und im Pankreas.
- Interleukin 3 aktiviert Reservezellen und hilft beim Muskelaufbau.
- Interleukin 4 und 7 steigern das Muskelwachstum.
- Interleukin 8 fördert die Blutversorgung im Muskel.
- Interleukin 13 erhöht das Muskelwachstum und fördert die Heilung nach Muskeltraumen.
- Interleukin 15 reguliert den Muskel-Fett-»Crosstalk«, reduziert das viszerale Fett und stärkt beziehungsweise aktiviert den Knochenaufbau.
- SIRT1 (Sirtuin) verbessert die Energieverwertung und hemmt entzündliche Stoffwechselbedingungen.

- BDNF, GDNF, NGF und Neurotensin A wirken auf die Neuroplastizität und die Neurogenese im Gehirn ein. Der Wachstumsfaktor BDNF verbessert die Arbeitsweise der Mitochondrien, indem er die Fettverbrennung fördert. Über körperliche Aktivität wird für neurokognitive Funktionen vermehrt Stickstoffmonoxid, ein wichtiger Botenstoff im Gehirn, aus dem Muskelsystem ins zentrale Nervensystem exprimiert.
- IGF-1 (Insulin-like-1-Wachstumsfaktor) bewirkt anabole Effekte in Muskeln und induziert Muskelwachstum.
- Ins6 (Insulin-like-6-Wachstumsfaktor) und LIF können »Muskelreservezellen«, sogenannte Satellitenzellen, zu Wachstum und Vermehrung anregen.
- FGF (Fibroblasten-Wachstumsfaktoren) lösen die Synthese von Kollagen und Elastin aus. Insbesondere der FGF 21 leitet dynamische Aufbau- und Anpassungsprozesse in den Faszien und im Bindegewebe ein.
- CREB kann als zentraler Transkriptionsfaktor für neuronale und neuromuskuläre Zellfamilien die Expression aller anabolen Proteine und Neurohormone anregen.
- Fstl1 (Follistatin) reguliert natürliche Umbauprozesse in den Muskeln. So können überalterte Muskelzellen entsorgt werden, während gleichzeitig Platz für funktionsfähigen Nachschub an Myoblasten geschaffen wird.
- SPARC (Secreted protein acidic and rich in cysteine) und Osteonectin hemmen die Entstehung bösartiger Tumoren (Carcinogenese).
- PGC 1 alpha ökonomisiert den Energieverbrauch in Muskelzellen und Mitochondrien.
- AMPK stellt ein sensitives Messfühlsystem für den ATP-Haushalt dar und kann gleichzeitig als Notstromag-

gregat einspringen sowie den zirkadianen Rhythmus regeln – unsere innere Uhr, die durch den Stoffwechsel im natürlichen Tag-Nacht-Wechsel auf etwa 24 Stunden synchronisiert wird. Zudem reguliert die AMPK die Effizienz der mitochondrialen Funktionen.

- VEGF aktiviert das Aussprossen neuer Gefäße (für eine bessere Sauerstoffversorgung).
- Musculin hemmt den Muskelabbau, stimuliert Muskelwachstum und aktiviert den Aufbau von Knochen.
- TNF alpha (Tumornekrosefaktor) regelt die Aktivität von Immunzellen.
- LIF (Leukemia inhibitory factor) hemmt das Wachstum von Krebszellen.
- GLP-1 ökonomisiert das Essverhalten und induziert ein natürliches Sättigungsgefühl.
- p38 MAPK (Mitogen aktivierende Proteinkinase) reguliert, verlängert und repariert die Schutzkappen der Gene (Telomere).

Was für eine faszinierende Vielfalt! Kein Wunder, dass Forschungsergebnisse und Veröffentlichungen über diese wundersamen Botenstoffe aus der Innenwelt der Muskeln gerade einen Paradigmenwechsel in der Medizin einleiten.

Wenn die Hormone aus dem Takt sind

Wenn durch den gestörten Insulinstoffwechsel der Blutzuckerspiegel anzusteigen droht, gleichzeitig aber in den Zellen ein Glukosemangel herrscht, springen zentrale Steuerungs- und Kontrollinstanzen im Gehirn an.

Insbesondere das ausgewogene Stressdirektorium, der Hypothalamus, der neben dem vegetativen Nervensystem auch all jene Zellen steuert, die wichtige Substanzen wie Hormone oder Verdauungsenzyme ins Blut abgeben, spielt dabei eine sehr wichtige Rolle. Hier handelt es sich um Schmerzbotenstoffe, Nervenzellwachstumsfaktoren, körpereigene Beruhigungssysteme, den Wasser- und den Fetthaushalt sowie die Regulation der Sexual- und Wachstumshormone.

Im Stress verstellen sich die im Gehirn lokalisierten Messfühler und Steuerungszentren für den Zuckerhaushalt. Zentrale Glukosemessfühler erkennen den steigenden Glukosespiegel und senden das Signal an die Bauchspeicheldrüse, vermehrt Insulin zu produzieren, um den Zucker doch noch irgendwie ins Zellinnere zu bringen. Diese Hyperinsulinämie kann die Stoffwechselengpässe zwar recht lange kompensieren. Der Preis dafür ist jedoch hoch: Zu hohe Insulinspiegel verursachen über die Zeit Entzündungen, Polyneuropathien und Nervenzellschädigungen.

Die Glukosetransporter im Gehirn verlieren ihre Funktionalität, und es entwickelt sich eine zentrale Insulinresistenz, die den Verlust der Empfindlichkeit der Insulinrezeptoren und damit auch die Insulinresistenz noch weiter verschärft.[38]

Zudem entwickelt sich eine zweite Resistenz: die gegen das Hormon Leptin. Dieses »Hungerhormon« reguliert das Hunger- und Sättigungsgefühl und somit unser Appetit- und Essverhalten. Wie Insulin informiert Leptin unser Gehirn über den Stand der Energiespeicher und die Sättigung mit Glukose und Fett. Bei ausgeglichenem Stoffwechsel wird erst dann ein Hungergefühl ausgelöst, wenn die Hormonspiegel nach einer Mahlzeit wieder langsam absinken.

Leptin wird nicht nur in der Hirnanhangsdrüse und im Hypothalamus produziert, sondern auch von den Fettzellen abgegeben. Sie signalisieren dadurch, dass sie gut gefüllt sind. Wenn der Zuckerstoffwechsel aus dem Gleichgewicht gerät, wird in den sich durch den Energieüberschuss fleißig füllenden Fettzellen des Körpers sehr viel von dem Hormon gebildet. Vor allem das Fettgewebe im Bauch (viszerales Fett) wirkt wie ein eigenes Hormonsystem, da seine Adipozyten als stoffwechselaktive Drüsen eine ganze Reihe von Signal- und Botenstoffen herstellen.

Die Messfühler im Gehirn reagieren auf die vermehrte Leptinausschüttung mit Sensitivitätseinbußen bis hin zur Resistenz. Das lässt Appetit und Essverhalten entgleisen – wodurch der Kreislauf immer neuen Treibstoff erhält.

Die Folgen des übermäßigen Zuckerkonsums machen sich aber beileibe nicht nur auf der rein körperlichen Ebene bemerkbar, etwa durch stetig steigendes Körpergewicht, wachsenden Bauchumfang oder schlechtere Blutwerte. Im selben Zuge, in dem die Anlage und Mobilisation von Energiespeichern geklärt werden, entscheidet sich zum Beispiel auch, ob wichtige Nervenzellwachstumsfaktoren (BDNF/GDNF) für die Entwicklung und Regeneration in Gang gesetzt werden – oder eben nicht.

Diese Nervenzellwachstumsfaktoren haben einen entscheidenden Einfluss auf Leistungsfähigkeit und Müdigkeit. Zum einen garantiert ihre zentrale Verfügbarkeit eine optimale Regeneration und Antriebsbereitschaft, zum anderen werden diese Nervenzellwachstumsfaktoren unter einer anderen Flagge als Myokine im Muskel aktiv und garantieren die Abrufbarkeit und die Umsetzung der Leistung. Durch die dauernde Zuckerflut entgleist zudem die Synthese des Neurotransmitters Acetylcholin, der unter anderem für die Übertragung von Nervenimpulsen auf Muskeln zuständig ist. Dieser Neurotransmitter ist entscheidend für Lernprozesse, Gedächtnisleistungen und die psychoemotionale Regulation.

Außerdem führen entgleistes Insulin, Insulin- und Leptinresistenz zu zentralen Serotoninstoffwechselstörungen. Der Botenstoff Serotonin, den der Körper normalerweise unter dem Einfluss von UV-Licht bildet – unter anderem in den Blutplättchen (Thrombozyten) bestimmter Zellen des Magen-Darm-Trakts und in den Nervenzellen –, wird für verschiedene Aufgaben benötigt. Er reguliert zum Beispiel die Weite der Blutgefäße und die Dehnbarkeit des Magen-Darm-Trakts, der Bronchien und der Lungenflügel, und er scheint daran beteiligt zu sein, die Körpertemperatur zu halten und den Appetit zu regulieren. Ganz besonders aber ist er für unsere Stimmung zuständig: Serotonin macht wach, leistungsfähig – und sorgt vor allem für gute Laune. Allerdings steigt die Stimmung nur, wenn der Serotoninspiegel entsprechend hoch ist. Dann sind wir optimistisch, zufrieden und gelassen. Sogar schlafen können wir nun besser, weil Serotonin nachts in das Schlafhormon Melatonin umgebaut wird. Normalerweise bildet die Zirbeldrüse diesen Botenstoff bei einbrechender Dunkelheit. Melatonin ist nämlich nicht nur ein wichtiges körpereigenes antioxidatives Schutzsystem gegen freie Radikale, wie sie auch bei Sauerstoffmangel im Muskel entstehen. Es ist darüber hinaus wichtig für den zirkadianen Rhythmus, bestimmt wesentlich den Schlaf-wach-Rhythmus und sorgt damit auch für tiefen Schlaf und Regeneration.

Wenn der Insulinstoffwechsel aufgrund übermäßigen Zuckerkonsums aus der Balance gerät, kommt auch im Hinblick auf das »Gute-Laune-Hormon« einiges aus dem Lot.

Zum einen wird unter zentralen Insulinresistenzbedingungen die Serotoninsynthese gedrosselt. Zum anderen verlieren die Serotonintransporter und -rezeptoren ihre Sensibilität. Dadurch sinkt neben dem Wirkspiegel auch der Effekt des verbleibenden Serotonins. Wir sind dann leicht reizbar, können uns nur schlecht konzentrieren, und die Leistungsfähigkeit ist eingeschränkt. Statt Zuversicht, Heiterkeit und Gelassenheit gewinnen Angst, Aggression und depressive Verstimmung die Oberhand über unser psychisch-seelisches Befinden. Schwimmt wegen des Dauerzuckers auch noch abends und nachts viel Insulin im Blut, wird die Synthese von Melatonin und Wachstumshormonen gehemmt, die der Körper unter anderem zur Regeneration benötigt. Dann können wir nicht einmal mehr im Bett abschalten, uns erholen und neue Kraft schöpfen. Stattdessen schlafen wir schlecht ein und durch, erwachen morgens erschöpft und fühlen uns wie erschlagen ...

Als wäre all das noch nicht genug, bringen Hyperinsulinämie, Leptinresistenz und Serotoninmangel gemeinsam mit dem durch den Schlafmangel reduzierten Wachstumshormon weitere zentrale Mitspieler des Hypothalamus in Schieflage. So werden beispielsweise bestimmte Neuropeptide im Zentralnervensystem als Schmerzbotenstoffe aktiv. Gleichzeitig führt die reduzierte ATP-Verfügbarkeit im Energiemangel des Organismus zu einer verminderten Synthese und Aktivität von erregungshemmenden Neurotransmittern, die in Zuständen der Übererregung zu psychovegetativen Dysfunktionen führen und alle Formen von Schmerzzuständen begünstigen.

***

Es gibt sehr viele Hinweise, die zeigen, dass sowohl körperlicher als auch seelischer Schmerz ein Ausdruck für eine Störung des Gleichgewichtszustands (Homöostase) im Organismus sind (siehe Seite 27ff.). Im metabolischen Syndrom ist vor diesem Hintergrund der N. hepaticus – ein Ast des zehnten Hirnnervs Vagus – von eindrücklicher Bedeutung. Homöostaseverluste und Stoffwechselstress in der Leber hemmen über die dysfunktionale Aktivierung des N. hepaticus den linken Vagusast, während sie das rechte Vagusverschaltungssystem stärken. Der linke Vagusast aktiviert die Areale des linken insulären Cortex, der im Dienste von Energiegleichgewicht, Organbalance und psychoemotionaler Stabilität steht. Diese Areale regen wiederum die weitsichtige Kontrollinstanz des linken präfrontalen Cortex an, über den sich schmerzhemmende, -verarbeitende, -modulierende und -regulierende Aktivierungen entfalten können. Gerät das System in Schieflage, überwiegen aufgrund der Stoffwechselaktivierung des rechten Vagusastes Rückzugsverhalten, emotionale Dysbalance und vermehrtes Schmerzempfinden.

Ein weiterer oft unterschätzter Risikofaktor darf an dieser Stelle nicht vergessen werden: chronischer Stress. Psychischer und körperlicher Stress sowie Ernährungsstress belasten generell die Balance des sympathischen und parasympathischen Nervensystems. Stressassoziierte Überaktivitäten des Sympathikus führen in der Folge zur Ausschüttung von Entzündungszytokinen – kleinen Eiweißstoffen (Peptiden), die das Immunsystem zur Aktivierung einer Entzündungsreaktion anregen –, die weitere metabolische Schieflagen in die Wege leiten.[39]

An erster Stelle steht hier wieder die Insulinresistenz: Die kompensatorische Hyperinsulinämie bringt das Nervus-vagus-

System, das die Insulinsekretion normalerweise koordiniert, in Parallelaktivitätsstress: Sympathikus und Parasympathikus verlieren ihre wechselseitigen Unterstützungs- und Ruhephasen und laufen gegeneinander auf. In der Summe reduzieren sich so die regenerativen Aktivitäten des parasympathischen Nervensystems.

Hinzu kommt: Wenn wir unter Dauerdruck stehen, passt sich der Körper der Belastung an, indem er sein Kortisolsystem aktiviert. Kortisol ist wie Leptin ein Gegenspieler von Insulin. Es veranlasst den Körper, selbst aus Eiweiß Glukose zu gewinnen, wenn er diese nicht oder nicht in ausreichenden Mengen mit der Nahrung erhält (Glukoneogenese). Sobald der Insulinspiegel abfällt, sichert Kortisol den »Glukosenachschub«. Es hemmt zudem für kurze Stressantworten auch das Insulin, damit der Organismus im Blut ganz sicher über genügend Glukose verfügen kann. Das Hormon sorgt aber auch dafür, dass sich die aus Zucker umgewandelten Fette vor allem in der Bauchhöhle anlagern. Denn die in Adipozyten gespeicherte Energie lässt sich in Notfällen besonders schnell anzapfen. So kann der Organismus rasch Energie bereitstellen. Chronisch jedoch wird das Bauchfett zu einer ernsthaften Belastung mit der Verlagerung des Stoffwechsels in ein entzündliches Milieu.

Im Zusammenspiel mit einem durch Kortisoleinfluss bereits erhöhten Blutzucker können die Signal- und Botenstoffe aus dem Bauchfett jedoch abermals eine Insulinresistenz fördern und letztendlich zur Hyperglykämie führen.

***

Mit diesem Körperwissen wird klar, dass es sich bei chronischer Müdigkeit, depressiver Verstimmung, Burn-out und anderen »Befindlichkeitsstörungen« bei weitem nicht um rein psychosomatische Beschwerden handelt. Sie sind vielmehr eine klare Folge und deutliche Symptome einer vehementen Stoffwechselstörung, die ihren Ursprung oftmals in falschen Ernährungsgewohnheiten hat. Denn bestimmte Lebensmittel bringen den verheerenden Kreislauf nicht nur auf Trab, sondern »füttern« ihn auch immer weiter. So wie zum Beispiel die übermäßig vielen Süßigkeiten, Nudeln und Softdrinks bei Herrn S.

Ich zeichnete meinem Patienten ein einfaches Schaubild, wie der Tag-und-Nacht-Rhythmus aussieht – mit niedrigem Insulin und Fettverbrennung zur Nacht, den dazugehörigen Beruhigungs-, Regenerations-, Schlaf- und Reparaturhormonen wie Serotonin und Melatonin unter der Regie des Ruhenervs Vagus sowie auf der Tagesseite die morgendlichen »Hallo-wach«-Aktivitäten eines gesunden Kortisolspiegels. Und Herr S. verstand sofort: »Da ist bei mir wirklich alles total verrückt. Okay, das erklärt vieles. Ja, natürlich, deshalb der Heißhunger immer wieder, die Mattigkeit morgens und nach dem Essen ... Deshalb auch die Schweißausbrüche, die Erschöpfung, die Blackouts, die hohen Fettwerte und der erhöhte Leberwert.« Und er setzte sogleich nach: »Wie lange brauchen wir, um das wieder in die Bahn zu bringen? Was kann ich tun? Oder besser: Was muss ich tun?«

Im Verlauf einer einzigen Sitzung verwandelte sich hier ein verzweifelter Patient zum Botschafter seiner eigenen Gesundheit.

Das Gleichgewicht wiederherstellen

Wenn das Körpergleichgewicht erst einmal so aus den Fugen geraten ist wie bei Herrn S., ist ein Behandlungskonzept am wirkungsvollsten, das sich nicht nur auf die Körper- und Gefühlsebene fokussiert, sondern das auch auf der molekularen Ebene des Stoffwechsels wirkt.

Das heißt, neben Myoreflextherapie und KiD-Übungen ist es äußerst hilfreich, auch die Ernährung entsprechend umzustellen. Die wissenschaftliche Datenlage ist klar, denn eine sehr große Zahl hervorragender Untersuchungen und Studien zeigt: Die Reduktion »schlechter«, kurzkettiger Kohlenhydrate wie Brot, Pizza, Zucker, Kartoffeln und Süßigkeiten, der Verzehr langkettiger gesunder Kohlenhydrate (Gemüse, Hülsenfrüchte), die Zufuhr wertvoller Eiweiße und Fette in Biofleisch, Fisch, Bioeiern, Ziegen- und Schafskäse sowie glukose- und fruktosearmer Früchte wie Beeren, Papaya, Rhabarber, Grapefruit, Ananas, Aprikosen, Pfirsich und Kokoswasser helfen präventiv und gesundheitlich entscheidend weiter. Eine entsprechende Ernährungsweise kann Hyperglykämie, Hyperinsulinämie und Insulinresistenzverhältnisse rückgängig machen – und die »Stoffwechselbasis« für metabolisches Syndrom, depressive Verstimmung und Burn-out aushebeln. Ist die Balance des Stoffwechsels wiederhergestellt, eröffnet sich eine Basis für tiefgreifendere, schnellere und nachhaltigere physiotherapeutische, osteopathische, manualtherapeutische oder myoreflextherapeutische Verfahren.[40]

***

Auch Herr S. und ich vereinbarten eine grundsätzliche Ernährungsumstellung nach dem Motto: weg mit schlechten Fetten und Kohlenhydraten, dafür her mit mehr Protein, gesunden Fetten sowie gesunden Kohlenhydraten. Ab sofort wollte er die Finger von Kuhmilchprodukten und Früchten lassen und vor allem abends keine einfachen Kohlenhydrate essen – auch nicht die heißgeliebte Pasta oder das Brot.

Denn die Hypophyse im Gehirn kann nur nachts das Wachstumshormon HCG bilden, das Reparatur- und Wachstumsprozesse in der Haut, den Muskeln und den Knochen aktiviert und den Stoffwechsel ankurbelt. Die dazu nötige Energie zapft HGH aus den Fettzellen – was allerdings nur klappt, wenn nicht gleichzeitig Insulin im Blut schwimmt, das die Mobilisierung des Speicherfetts verhindert. Der abendliche Verzicht auf Kohlenhydrate gewährleistet, dass der Blutzuckerspiegel neutral bleibt und die Bauchspeicheldrüse keinen Grund hat, die Insulinproduktion zu starten. Das Wachstumshormon kann seine Wirkung voll entfalten. Und dadurch bieten sich dem Körper weitreichende Regulationsmöglichkeiten.

Statt »schlechter« Kohlenhydrate sollten frisches Gemüse, Nüsse, Mandeln, Fisch, Biofleisch, Beeren, Avocados, Linsen, Kichererbsen, Kräuter, Salate, Leinöl und Gewürze den Ton angeben – dazu viel Wasser, Tee und grüne Smoothies, um Mängel an Mineralstoffen, Vitaminen und sekundären Pflanzenstoffen auszugleichen.

Seit dem ersten Termin sahen Herr S. und ich uns regelmäßig zur »Körperentstressung« und Regulationstherapie. Bereits nach zwei Wochen entsprach ich dem Wunsch meines Patienten, alle Medikamente abzusetzen. Nach detaillierten Blutanalysen substituierten wir individuell und kontrolliert den schweren Vitamin-D- und Folsäuremangel, den defizitären B-Vitamin-Spiegel sowie Mangelerscheinungen einzelner Mineralstoffe und Aminosäuren. Abgeleitet aus den Erfahrungen meiner ayurvedischen und tibetischen Lehrmeister mit der Heilpflanze Myrobalan – einer Steinfrucht, die geschmacklich an Oliven erinnert –, mit Lärchenharz und Reishi-Pilzen, verordnete ich deren heilende Essenz, den insulinunabhängigen Heilzucker D(+)Galaktose.

Dieses Ersatzkohlenhydrat gibt Signale, damit der Körper die Energie ökonomischer um- und einsetzen kann. Wie wir heute wissen, schalten die Induktionssignale bis auf einer genetischen und epigenetischen Ebene den Stoffwechsel in Richtung Gesundheit.[41]

Galaktose, die sich zum Beispiel auch in der Mistel findet – dem europäischen Pendant zum Myrobalan –, bietet eine praktikable Möglichkeit, die Abhängigkeit von Süßem und die Stoffwechselsucht zu überwinden. Denn es wird insulinunabhängig verstoffwechselt, weshalb in der Bauchspeicheldrüse kein Insulin produziert werden muss, um es in die Zellen zu schleusen. Unsere Zellen können Galaktose also auch dann als Energieträger verwerten, wenn Glukose aufgrund einer verminderten Funktionsweise der Insulinrezeptoren nicht mehr in ihr Inneres gelangt.

Zugleich stellt Galaktose einen essenziellen Baustein für die Faszien sowie Botenstoffe der Muskulatur dar. Die ausreichende Versorgung mit diesem Zucker ist umso wichtiger, wenn man bedenkt, dass sich das komplette Körpernetzwerk an Faszien und Bindegewebefasern etwa alle sechs Monate von Grund auf erneuert. Die Überfrachtung mit Glukose und Fruktose schadet dem Aufbau und der Leitungsfähigkeit der Muskeln und Faszien.

Fast prophetisch muten da die Worte Hartmut Heines an, jenes Pioniers auf dem Gebiet der extrazellulären Matrix – also des Systems, das die Zellen reguliert und ernährt – und somit auch Experten im Bereich der Biochemie. Er erkannte um die Jahrtausendwende, dass Zuckermoleküle neben Nukleinsäuren und Proteinen ein eigenes Alphabet des Lebens darstellen würden. Wer Lebensvorgänge umfassender verstehen will, muss dieses Alphabet entschlüsseln.[42]

Galaktose kann bedenkenlos auch über einen langen Zeitraum eingenommen werden – das sollte man sogar tun, damit sich gestörte Stoffwechselprozesse harmonisieren und das Essverhalten wieder normalisieren können. Selbst bei einer bestehenden Milchzuckerunverträglichkeit ruft D(+)Galaktose keine Beschwerden hervor – obwohl sie aus Molke und Milchzucker gewonnen wird. Eine Ausnahme gilt nur im Falle der angeborenen Stoffwechselkrankheit Galaktosämie, welche die Verwendung von Galaktose ausschließt. Diese Krankheit wird nahezu weltweit routinemäßig am zweiten oder dritten Lebenstag diagnostiziert.

Mithilfe dieser ganzheitlichen Behandlung fühlte sich Herr S. nach nur drei Monaten fast wieder wie früher. Die Verzweiflung in seiner ersten E-Mail – aus jedem Wort zu spüren – war positivem Tatendrang gewichen. Dennoch bremsten wir seinen wiedererwachten Elan noch für eine gewisse Zeit. Psychotherapeutische Reflexion und Coaching, regelmäßiges Laufen, Qi Gong und natürlich die weitere Pflege der Muskulatur sollten in Zukunft mögliche Rückfälle von Grund auf ausschließen. Mit Erfolg: Verzweiflung und Depression haben sich über diese Wege nachhaltig in Wohlgefallen aufgelöst.

FRAU D. ODER WAS ESSEN IN UNS AUSLÖSEN KANN

Als Frau D. sich in Begleitung ihrer Mutter zur ersten Konsultation in unserem Zentrum in Konstanz vorstellte, litt sie bereits seit sieben Jahren unter starken unkalkulierbaren Panikattacken, Herzrasen, Atemnot, Übelkeit, Schwindel, trockenem Mund und Sprachlosigkeit. Taubheit in den Armen und Händen, Kribbeln in den Beinen und eine völlige Leere im Kopf quälten sie. Manchmal hatte sie das Gefühl, sie würde ersticken. Mit dem Auto, dem Bus oder der S-Bahn zu fahren, selbst Einkaufen, erschien ihr immer mehr als ein Ding der Unmöglichkeit. Aktivitäten wie Essengehen oder Verreisen entwickelten sich zu unüberwindbaren Hindernissen.

Allein sein konnte Frau D. aber auch nicht. Obwohl ihre Wohnung nur fünf Minuten von ihrem Elternhaus entfernt lag, gab es Tage, an denen sie im Halbstundenrhythmus bei ihrer Mutter anrief. Selbst mitten in der Nacht oder morgens gegen fünf Uhr suchte sie in Telefonanrufen Sicherheit. Denn nicht einmal nachts fand sie Ruhe. Sie schlief schlecht, hatte Albträume, wachte immer wieder auf, fühlte sich dann zittrig und wacklig auf den Beinen, war rastlos und fror. Und sie hatte Heißhunger: Der nächtliche Weg zum Kühlschrank wurde fast zur Routine, und verschiedene Mitternachtssnacks leisteten unzählige Male »erste Hilfe«. Doch schon 30 bis 45 Minuten nach dem Essen litt Frau D. an wässrigen Durchfällen. Überhaupt, meinte sie, wäre ihr Bauch eigentlich immer aufgebläht.

Therapeutisch hatten Frau D. und ihre Eltern schon alles durchgemacht: Sie waren beim Neurologen und Psychiater und hatten Psycho-, kognitive Verhaltens-, Konfrontations- und Desensibilisierungstherapien hinter sich. Frau D. ließ sich in psychosomatische Fachkliniken einweisen, nahm Beruhigungsmittel und Antidepressiva ein ... Doch nichts davon half.

Auf meine Frage, wie lange sie bereits unter all diesen Beschwerden litt, erhielt ich eine schockierende Antwort. Seit dem zweiten Lebensjahr begleiteten sie Schlafschwierigkeiten und Durchfälle. Ebenfalls sehr früh sprach der Kinderarzt von Aufmerksamkeits- und Lernstörungen.

Im Grundschulalter klagte die Patientin immer wieder über Knochen- und Wachstumsschmerzen. In der Pubertät aber sei sie dann nicht so richtig gewachsen. Ihre erste Regelblutung hatte sie erst mit fünfzehneinhalb, und die war dann auch noch sehr schmerzhaft. Das alles sind typische Symptome für eine Fruktose- und Glutenintoleranz – ein Wissen, das sich in der Hochschulwissenschaft über die Mikrobiomforschung und die daraus abgeleitete neue Disziplin Neurogastroenterologie mehr und mehr etabliert.

Im Alter von 26 Jahren kam dann im Urlaub die erste Panikattacke. Weil aber die nächsten vier Jahre nichts Auffälliges geschah, schenkte sie ihr keine große Beachtung – bis dann wie aus heiterem Himmel mehrere Angstattacken hintereinander auftraten.

»Hatten Sie denn irgendwann einmal einen Unfall?«, hakte ich nach.

Frau D. überlegt kurz: »Ja, mit dreißig. Einen Autounfall. Aber das war nichts Schlimmes, nur ein Schleudertrauma. Obwohl ... so ziemlich genau zehn Jahre davor hatte ich schon einmal einen Autounfall. Aber auch damals hatte ich nur Kopfschmerzen und eine Gehirnerschütterung.«

***

Traumatischer Stress im Nacken, die Aktivierung der Sympathikusganglien in der Halswirbelsäule und die Hemmung des Ruhenervs Vagus führen zu einer Dysregulation der Bauchganglien und zur ver-rückten Regulation des enterischen Nervensystems (»Bauchgehirns«).

Gemeinsam mit dieser Dysregulation des Magen-Darm- und Verdauungssystems – als eine Schwachstelle – belastet das kompensatorische Streben nach Beruhigung mit Süßem und mit Kohlenhydraten den Takt, den Antrieb und den Rhythmus der Nerven des Darms. Fruchtzucker und Zucker führen zum »Schreckreflex« und zum Niedergang der entscheidenden Nervenzellen in der Tiefe des Darms, den interstitiellen Zellen (Cajalzellen).

Mein erster Verdacht: eine Nahrungsmittelintoleranz. Frau D. mochte Obst, Honig, Müsli, Brot, Joghurt, Milch und Käse. Genauso Nudelgerichte, Salate und Schokolade. Sie »musste« über den Tag verteilt immer wieder eine Kleinigkeit essen, weil sie sonst schwächelte, die Beine wackelig wurden, sich Unruhe ausbreitete – und um konzentriert arbeiten zu können. Allerdings merkte sie auch, dass sie regelmäßig nur kurze Zeit nach dem Essen Durchfall hatte, dass es ihr, wenn sie schwach war, nach einem Glas Orangensaft, einer Banane oder ein paar Trauben zwar erst einmal besser ging, dann aber bald auch wieder viel schlechter. Irgendetwas musste das doch mit dem Essen zu tun haben, vermutete sie. Aber sowohl der zurate gezogene Internist als auch ein Gastroenterologe und ein Neurologe hatten sie »beruhigt«, dass es keinen Zusammenhang zwischen ihren Ernährungsgewohnheiten und ihren Panikstörungen gäbe. Psychiater und Psychologen schlossen sich dieser Meinung an. Ich dagegen sah meinen Verdacht bestätigt. Und tatsächlich ergaben entsprechende Tests, dass Frau D. verschiedene Nahrungsmittel nicht vertrug. Sie litt neben einer Milchzucker- und Milcheiweißunverträglichkeit auch an einer verminderten Fähigkeit des Körpers, Fruchtzucker aufzunehmen (Fruktosemalabsorption), und einer sekundären Histaminintoleranz.

Die tieferen Hintergründe vieler Allergien liegen in Unverträglichkeiten verborgen. Wenn die Darmzotten und die darin lebenden Histamin abbauenden Enzyme (DAO) geschwächt sind, resultieren daraus sekundäre Histaminintoleranz und eine sekundäre Fruktosemalabsorption. Aber diese Störungen sind reversibel.

Gesundheitsrisiko Nahrungsmittelunverträglichkeiten

Im Gegensatz zu einer Lebensmittelallergie, bei der das Immunsystem aufgrund einer genetischen Bereitschaft zu einer durch entsprechende Antikörper vermittelten, überschießenden Abwehrreaktion animiert wird, kommt es bei Nahrungsmittelunverträglichkeiten nicht zu einer Immunreaktion. Hier liegt vielmehr ein Fehler im Transportmechanismus des Darms vor, oder es mangelt an einem Enzym, um den Stoff zu verarbeiten. Nicht die Überreaktion des Körpers stellt das Problem dar, sondern eine Schwachstelle, bestimmte Nahrungsmittel aufzuspalten, deren Bestandteile aufzunehmen und zu verwerten. Diese Probleme entstehen aufgrund von Überfrachtungen des Darms mit Nahrungsmitteln wie Milchprodukten, Fruchtzucker oder Getreide. Und das ist bei weitem keine Seltenheit, wie die Milchzuckerunverträglichkeit oder Laktoseintoleranz zeigt. Die Zuckerart Laktose (»Milchzucker«) kommt zwar in der Milch aller Säugetiere vor – also auch in Muttermilch – und ist im Säuglingsalter ein wichtiger Energielieferant. Allerdings ist Milchzucker eben oft auch ausschließlich in den ersten Lebensmonaten wertvoll. Wissenschaftler schätzen, dass weltweit rund die Hälfte aller Erwachsenen keinen Milchzucker (mehr) vertragen; in Deutschland sind es etwa ein Fünftel der Bevölkerung. Verantwortlich dafür ist der Mangel an einem bestimmten Enzym: Laktase, die normalerweise Milchzucker im Dünndarm aufspaltet. Der Laktasemangel kann zum einen genetisch bedingt sein (primäre oder angeborene Laktoseintoleranz). Er kann aber auch durch andere Erkrankungen, wie zum Beispiel chronisch entzündliche Darmerkrankungen oder Zöliakie, durch Mangelernährung beziehungsweise durch Antibiotika und Zytostatika ausgelöst werden (sekundäre Laktoseintoleranz). Sofern die ursächliche Krankheit erfolgreich behandelt wurde, wird in diesen Fällen nach einer Regenerationsphase der Darmschleimhaut Laktose sehr oft wieder vertragen. Nur in sehr seltenen Fällen ist der Laktasemangel Folge eines angeborenen Enzymdefekts (kongenitale Laktoseintoleranz). In diesem Fall ist schon im Säuglingsalter eine laktosefreie Diät zwingend erforderlich.

Wird der Milchzucker aus der Nahrung aufgrund eines entsprechenden Laktasemangels nicht schon im Dünndarm aufgespalten, gelangt er unverdaut in die unteren Darmabschnitte und wird erst dort von Darmbakterien abgebaut. Auf körperlicher Ebene macht sich die Intoleranz daher vor allem im Magen-Darm-Trakt bemerkbar: Der Bauch grummelt, tut weh und/oder ist gebläht. Den Betroffenen ist nach dem Essen übel, sie müssen aufstoßen oder sogar erbrechen, ihr Stuhl ist breiig. Wenn nach dem Verzehr von Milch oder Milchprodukten wie Joghurt, Dickmilch, Kefir, Sahne, Crème fraîche, Quark und bestimmten Käsesorten derartige Beschwerden auftreten, liegt daher stets ein Verdacht auf eine Milchzuckerunverträglichkeit nahe.

Allerdings ist die Diagnose nicht immer so einfach. Zum einen reagiert der Körper mehr oder weniger stark, je nachdem, ob das laktosespaltende Enzym vollständig oder nur zum Teil fehlt. Zum anderen sind natürliche Milch und Milchprodukte nicht die einzigen Lebensmittel, die Laktose enthalten. Dieser Zucker findet sich heute auch in vielen anderen Nahrungsmitteln – von Schokolade, Gebäck und Süßwaren über Müslimischungen und Fertiggerichte bis hin zu Wurstwaren und Instanterzeugnissen, wo sie zum Beispiel als Bindemittel oder als Trägersubstanz für Aromen dienen. Zum anderen kann sich die Laktoseintoleranz auch in weniger eindeutigen Symptomen als den oben genannten äußern, die zudem nicht sofort mit dem Verdauungssystem in Verbindung gebracht werden. Manche Betroffene fühlen sich zum Beispiel abgeschlagen, erschöpft und müde, andere sind angespannt, unruhig und können sich nur schwer konzentrieren, wieder andere sind niedergeschlagen bis hin zur depressiven Verstimmung oder leiden an Kopfschmerzen und Schwindel. Hier dauert es oft länger, bis die Unverträglichkeit als Ursache der Beschwerden erkannt wird.

Im Gegensatz zur Laktoseintoleranz, bei der je nach Empfindlichkeit eine gewisse Menge an Milchzucker vertragen wird, muss bei einer Unverträglichkeit von Milcheiweiß fast immer prinzipiell auf den Verzehr von Milch und Milchprodukten verzichtet werden. Auch als »laktosefrei« beworbene Produkte sind nicht automatisch milchfrei. In allen anderen Fällen hilft nur ein kritischer Blick auf die Angaben auf der Verpackung, denn Milcheiweiß kann sich heutzutage in Pudding genauso finden wie in Gebäck, Süßspeisen, Eis, Ravioli, Kartoffelpüree, eingelegtem Fleisch, Wurst oder Fertigsuppen – um nur eine kleine Auswahl der »behandelten« Nahrungsmittel zu nennen.

Welche »Ausweichmöglichkeiten« es gibt, hängt davon ab, welche der beiden Milcheiweißarten nicht vertragen werden: die Kasein- oder die Molkeeiweiße α- und β-Lactoglobulin. Im ersten Fall reagieren die Betroffenen nicht nur auf Kuhmilch mit Beschwerden, sondern auch auf die Milch anderer Tierarten wie Ziegen oder Schafe. Sie müssen sich daher auf von Natur aus milchfreie Lebensmittel sowie auf »Milchersatzprodukte« wie Hafer-, Reis- oder Sojadrinks und -cremes beschränken. Allenfalls Butter, hochprozentige Schlagsahne, Dosenmilch und 0,3-prozentige H-Milch können aufgrund des äußerst geringen Kaseingehalts auf ihre individuelle Verträglichkeit getestet werden. α- und β-Lactoglobulin kommen dagegen nur in Kuhmilch vor, weshalb Schafs- und Ziegenmilch keine Probleme bereiten. α-Lactalbumin ist zudem so hitzeempfindlich, dass bei einer ausschließlichen Reaktion auf dieses Milcheiweiß auch erhitzte kondensierte Kuhmilch vertragen wird. Die praktische Erfahrung in unserem Zentrum und von Ärzten in unserem Netzwerk zeigt, dass bestimmt 30 Prozent der Patienten eine Milchunverträglichkeit haben. Ein großer Prozentsatz leidet dabei unter einer sekundären Unverträglichkeit, unter der entweder die Laktose und/oder das Kasein nicht entsprechend abgebaut und verwertet werden können. Die Fachgesellschaften der »biologischen Medizin« und der »F.X. Mayr-Ärzte« berichten noch über weit höhere Zahlen.

***

Es gibt neben der Laktose noch einen anderen Zucker, der uns zunehmend Probleme bereitet: In Deutschland verträgt etwa jeder Zehnte die Süße aus Früchten nicht gut. Ernährungsgesellschaften und -berater propagieren zwar seit Jahrzehnten, wie wichtig es ist, täglich frisches Obst und Gemüse zu essen. Deshalb würde wohl jeder zustimmen, dass frisches Obst gesund ist. Es enthält ja auch tatsächlich eine Vielzahl lebenswichtiger Vitamine und Mineralstoffe sowie eine noch größere Zahl an sekundären Pflanzenstoffen, von denen trotz ihrer positiven Wirkung auf den Organismus gerade einmal ein Bruchteil wissenschaftlich untersucht ist.

Leider aber enthalten Früchte noch einen anderen Stoff, für den sich nicht so bedenkenlos ein entsprechender »Freischein« ausstellen lässt: Fruktose oder Fruchtzucker. Doch der Einfachzucker kommt bei weitem nicht nur in Früchten vor. Er steckt natürlicherweise auch in Gemüse, Getreide, Zuckerrübe und -rohr sowie in Honig. In Form von billigem Fruktose-Glukose-Sirup (der aus Mais gewonnen wird) findet er sich außerdem in so gut wie allen hochverarbeiteten industriellen Nahrungsmitteln.

Weil Fruktose den Blutzuckerspiegel weniger schnell in die Höhe schießen lässt als gewöhnlicher Haushaltszucker und der Körper sie noch dazu nahezu ohne Insulin verstoffwechselt, galt sie lange als gesunde Alternative und wurde auch in speziellen Diabetikerprodukten eingesetzt. Heute weiß man jedoch, dass auch zu viel Fruktose negative Auswirkungen auf den Stoffwechsel hat. Weil sie in der Leber zu Fett verarbeitet wird, steigen zum Beispiel die Blutfettwerte an, und die Wirksamkeit des Insulins verringert sich. Möglicherweise steigen durch einen erhöhten Fruktosekonsum auch die Harnsäurewerte im Blut, was die Entstehung von Gicht begünstigt. Der vermehrte Einsatz von Fruchtzucker in unserer Nahrung stellt unseren Körper zudem vor eine weitere Herausforderung. Immer mehr Menschen können den Zucker nämlich nicht in ausreichendem Maße verarbeiten und reagieren daher mit verschiedenen gesundheitlichen Problemen.

Um Fruktose aus dem Dünndarm in die Zellen zu schleusen, ist ein spezielles Transportsystem nötig. Ist dieser GLUT-5-Transporter defekt, wird der Fruchtzucker erst einmal ungenutzt weitertransportiert und schließlich in den unteren Darmabschnitten von Darmbakterien abgebaut. Wie bei der Laktoseintoleranz bekommt bei der Unverträglichkeit von Fruchtzucker – man nennt diese auch »Fruktosemalabsorption« oder »intestinale Fruktoseintoleranz« – zunächst einmal der Magen-Darm-Bereich zu spüren, dass irgendetwas nicht stimmt. Blähungen, Bauchweh, laute Darmgeräusche und weicher Stuhl bis hin zu starkem Durchfall sind typische Symptome. Sie können von unspezifischen Missempfindungen begleitet werden wie Müdigkeit, Erschöpfung, Konzentrationsstörungen, Nervosität und innerer Unruhe. Und was im Hinblick auf das psychische Befinden enorm wichtig ist: Auch wenn Fruktose nur eine geringe Auswirkung auf den Insulinspiegel und somit auf die Serotoninsynthese hat, kann dieser Zucker im Zusammenhang mit Depressionen eine Rolle spielen. Denn der Fruchtzucker beeinflusst gehörig den Eiweißstoffwechsel. Bei einer Fruchtzuckerunverträglichkeit kann die Aminosäure Tryptophan – eine Vorstufe des Serotonins, die wir mit der Nahrung aufnehmen – nicht mehr über die Darmschleimhaut in den Blutkreislauf gelangen, sondern wird an die Fruktose gebunden in den Dickdarm weitertransportiert. Es fehlt daher dem Gehirn als Baustein für das »Glückshormon« Serotonin (siehe Seite 154).[43]

Je nach Grad der Fehlfunktion des GLUT-5-Transporters können die Symptome der Fruktosemalabsorption unterschiedlich stark sein. Dasselbe gilt für die individuellen Höchstgrenzen bezüglich der verträglichen Fruktosemenge. Während ein gesunder Erwachsener 30 Gramm und mehr verarbeiten kann, liegt bei Patienten mit Fruktosemalabsorption die tolerierbare Höchstgrenze zuweilen schon bei einem Gramm.

Eine Fruchtzuckerintoleranz kann – wie die Laktoseintoleranz – genetisch bedingt sein (primäre Fruktosemalabsorption) oder als Folge einer Schädigung der Dünndarmschleimhaut oder eines übermäßigen Sorbitverzehrs auftreten (sekundäre Fruktosemalabsorption). In letzterem Fall wird der Zucker nach Regeneration der Dünndarmschleimhaut sehr häufig wieder vertragen. Unabhängig davon können bestimmte Faktoren den GLUT-5-Transporter hemmen, zum Beispiel der Zuckeraustauschstoff Sorbit (E 420), der in natürlicher Form auch in Vogelbeeren, Pflaumen, Birnen und Äpfeln vorkommt.

***

Neben der Intoleranz gegenüber Fruchtzucker und verschiedenen Bestandteilen der Milch findet sich wie bei meiner Patientin immer öfter auch die Unverträglichkeit von Histamin. Histamin ist ein biogenes Amin, also einer jener chemischen Stoffe, die der Körper im Eiweißstoffwechsel aus Aminosäuren bildet, weil er sie für die Synthese von Coenzymen, Vitaminen und Hormonen benötigt. Es wird aus der Aminosäure Histidin gewonnen und übernimmt als biochemischer Botenstoff und Gewebshormon verschiedene regulatorische Aufgaben im Körper.

Beim gesunden Menschen speichert der Organismus das gebildete Histamin in den Mastzellen – einer Untergruppe der weißen Blutkörperchen – und setzt es nur bei Bedarf frei. Wenn man vermehrt histaminhaltige Lebensmittel zu sich nimmt, kann der Histaminspiegel im Körper dabei schnell das normale Maß übersteigen. Das ist gar nicht einmal so selten, weil fast alle Lebensmittel von Natur aus Histamin enthalten. Doch während Gesunde den Überschuss mithilfe der Enzyme Diaminoxidase und N-Methyltransferase schnell wieder abbauen, ist dies bei einer Histaminunverträglichkeit nur in eingeschränktem Maße möglich.

Die mangelnde Enzymproduktion kann genetisch bedingt sein. Sehr viel öfter bewirken jedoch andere Faktoren ein ungünstiges Verhältnis von Histamin und Enzymen. Dazu gehören neben besonders histaminreichen Lebensmitteln zum Beispiel auch Alkohol und bestimmte Medikamente. Weil Diaminoxidase sich vor allem in der Schleimhaut des Dünndarms findet, können zudem entzündliche Krankheiten dieses Organs zu einem entsprechenden Enzymmangel führen.

Unabhängig davon wodurch das Ungleichgewicht entsteht, kann es sich auf verschiedene Weise äußern. Neben allergieähnlichen Reaktionen wie Juckreiz, Hautausschlag,

Schnupfen oder Asthma können sich zum Beispiel Magen-Darm-Beschwerden, Kopfschmerzen und Migräne bemerkbar machen, genauso wie ein niedriger Blutdruck und Müdigkeit. Bei Frauen können zudem, vor allem zu Beginn der Regel, Menstruationsbeschwerden auftreten. Histamin führt zu einer Hyperreagibilität von Nerven und Muskeln, leitet einen erhöhten Muskeltonus ein und kann so auch schmerzhafte Regelblutungen verursachen.

***

Unverträglichkeiten und Malabsorption im Darm führen neben gärenden Zuckern mit Ammoniakbildung, Blähungen und Durchfällen zu Resorptions- und Synthesestörungen von Tryptophan und Tyrosin. Damit leitet sich über einen Aminosäurenmangel ein Mangel an Serotonin und Melatonin ein. Ein Großteil von Serotonin sollte im Darm gebildet werden und dann über die Darm-Gehirn-Achse zentral beruhigend wirken. Während bei einigen Patienten so Angststörungen und Panikattacken im Vordergrund stehen, können es bei anderen depressive Verstimmungen sein.

Bei depressiven und antriebsgehemmten Patienten spielen zudem neuroaktiv wirkende Fake-Hormone aus dem Darm – wie Gliadomorophine und Kaseomorphine – eine Rolle. Bei Angstpatienten stehen Exorphine im Vordergrund.[44]

Zusammenfassend verursacht der geschwächte und kranke Darm Energiemangel und somit Dysregulationen und Verbindungsstörungen im Gehirn. Als würden Laktose-, Fruktose-, Histamin- und Micheiweißunverträglichkeit den Körper noch nicht genug belasten, kamen bei meiner Patientin Frau D. aber noch ein komplexes Vitamin-, Mineralstoff- und Aminosäurenmangelsyndrom sowie die eben beschriebenen Homöostasestörungen hinzu. Im Blut fand sich viel zu wenig Vitamin B_3, B_6 und B_{12}, Biotin und Vitamin D. Ferritin-, Eisen-, Chrom-, Selen- und Zinkspiegel waren ebenfalls sehr niedrig, genauso wie bei den Aminosäuren Tyrosin, Arginin, Tryptophan, Leucin, Isoleucin und Valin.[45]

Wege aus der Krankheit

Damit Frau D. wieder gesunden konnte, war in erster Linie eine komplette Ernährungsumstellung nötig. Denn weil sie sehr billig sind, finden sich gerade Laktose und Fruktose heute in nahezu allen industriell gefertigten Nahrungsmitteln.

Ohne weitere Unterstützung jedoch hätte die Patientin die umfassenden Veränderungen nur schwer in die Tat umsetzen können. Erst die manuelle myoreflextherapeutische Regulation der Körper- und Organlandschaft eröffnete den Weg für die Darmgesundheit und Stressbewältigung von innen. Denn durch die Entgleisung der Stressachse war der Sympathikus, also der Stressdirektor im autonomen Nervensystem, daueraktiviert. In dieser Konstellation sind die vegetativen Bauchganglien und die Schaltkreise des Ruhenervs Vagus außer Kontrolle.

Um den Magen-Darm-Trakt wieder ins Gleichgewicht zu bringen, mussten diese neuronalen Schalter im Bauchraum behandelt, beruhigt und reguliert werden. Zudem wurden die Verschaltungen des Vagusnervs in den Bauchraum an der tiefen Halsregion manuell entstresst. Und weil bei Frau D. durch verkürzte Kiefer- und Kaumuskeln bereits die erste Etappe der Verdauung im Mundraum aus dem Takt geraten war, bestand nicht zuletzt ein Schlüssel der Behandlungsstrategie im Beüben der dauergestressten und dauerstressenden Kaumuskeln. Um diesen Effekt zu verstärken, gab ich Frau D. spezielle KiD-Übungen mit auf den Weg, die sie täglich selbstständig zu Hause durchführen konnte.

Derart unterstützt und gestärkt, konnte die Patientin auch noch darüber hinaus selbst aktiv werden: Eine vollwertige Ernährung nach dem Ampelsystem des Glykoplans (siehe Seite 245) sowie der zunächst völlige Verzicht auf Früchte und das Weizeneiweiß Gluten brachten den Darm wieder ins Gleichgewicht.

Dazu empfahl ich Frau D. ein morgendliches Nüchternlaufprogramm – mit sehr langsamer Steigerung nach der Grundregel »Nicht zu schnell laufen, geringe Intensität«, um Unterzuckerungszustände zu vermeiden und zugleich nach und nach wegzutrainieren.

***

Durch die Nüchternläufe lernt der Körper, sich nicht nur über schnell verfügbare Kohlenhydrate (Glukose, überwiegend aus Brot und Teigwaren) zu versorgen, sondern auf andere Energieressourcen zurückzugreifen und ökonomisch Fette und Laktat zu verbrennen.

Im Rahmen dieser Nachfrage werden zum einen in den Zellen neue und zusätzliche Mitochondrien gebildet, zum anderen wird der Verbrauch der Energiespeicher des Glykogens deutlich sparsamer eingeteilt. Ein weiterer Vorteil liegt darin, dass im Prozess der Fett- und Laktatverbrennung wesentlich weniger ermüdende Säure produziert wird als bei der Verstoffwechslung von Glukose. Ferner treten keine von der Glukose gepuschte Berg-und-Tal-Fahrten des Blutzuckerspiegels auf. Dieser bleibt stattdessen flach, stabil und ökonomisch – genauso wie der Insulinspiegel. Dadurch werden auch mentale Extremschwankungen und Heißhungerattacken vermieden.

Damit die Umstellung gelingt, lautete die Sicherheitsregel für Frau D.: Bei Bedarf – das hieß in ihrem Fall schon beim ersten Gefühl einer Unterzuckerung – durfte sie die beiden insulinunabhängigen Energiezucker Ribose und Galaktose einnehmen. Das vermittelt Sicherheit, nicht in körperliche und psychoemotionale Schleuderkurse abzustürzen, und garantiert angstfreien Handlungsspielraum.

Das Nüchternlaufprogramm selbst bestand aus sieben jeweils einwöchigen Phasen. Es kann in diesem Tempo – für bereits sportliche Menschen auch schneller – jede Ernährungsumstellung begleiten beziehungsweise zur Entlastung des Stoffwechsels beitragen:

1. In der ersten Woche sollte Frau D. gleich nach dem Aufstehen nichts essen und trinken (Ausnahme: Wasser sowie ungesüßter Tee oder Kaffee ohne Milch), um Hunger und Appetit bewusst zu erfahren.
2. In der zweiten Woche sollte sie dann schon 45 Minuten nüchtern bleiben und zusätzlich zweimal die Woche vor dem Frühstück 5 Minuten leicht laufen.
3. In Woche drei wurde diese Laufzeit auf 10 Minuten erhöht – damit es nicht zu anstrengend wurde, durfte Frau D. nach 5 Laufminuten 2 Minuten zügig gehen, bevor sie die letzten 3 Minuten wieder lief.
4. In der vierten Woche ging das Laufpensum noch einmal nach oben – auf insgesamt 15 Minuten, wobei nach 10 Minuten wiederum eine zweiminütige Gehzeit eingeplant war.

5. In der fünften Woche hieß es 20 Minuten leicht laufen.
6. Woche sechs: 25 Minuten laufen.
7. In der siebten Woche schließlich lief Frau D. an beiden Tagen 30 Minuten.

Im Anschluss an dieses Programm genügte dann ein Nüchternlauf pro Woche, um das Erlernte beizubehalten; das ist wie beim Vokabellernen. Die Leinen dürfen wieder etwas länger sein.

Ganz offensichtlich traf die gewählte Therapie genau ins Schwarze. Heute ist Frau D. gesund. Seit zwei Jahren fährt sie – allein – alle drei Monate zum Kontrolltermin zu uns nach Konstanz, leidet weder an Panik- und Angstattacken noch an einem der vielen anderen körperlichen Symptome. Schwindel, Taubheit und Kribbeln in den Beinen, Herzenge und Atemnot sind Vergangenheit. Heißhungerattacken hatte sie sogar schon seit drei Jahren nicht mehr. Sie schläft seelenruhig und empfindet sich als höchst leistungsfähig.

TEIL 2:
PRAXIS

MEINE GESUNDHEIT, DAS BIN ICH!

Mit der Gesundheit ist es ja so eine Sache: Solange sie besteht, widmen wir ihr meist keine große Aufmerksamkeit. Wir finden es ganz normal, dass es uns gutgeht und wir uns wohlfühlen mit dem, was wir tun, und bei dem, was wir erleben. Erst wenn irgendetwas nicht stimmt, es plötzlich nicht mehr richtig »rundläuft« oder nicht so »funktioniert«, wie wir es gewohnt sind, merken wir, dass uns etwas fehlt. Der Mensch scheint dazu prädestiniert, das Gute erst einmal als gegeben hinzunehmen. Erst wenn sich etwas zum Schlechteren wendet, erachten wir das, was wir so lange als ganz selbstverständlich angesehen haben und zu dessen Fortbestand wir (zumindest bewusst) wenig geleistet haben, als wertvollstes Gut. Ein Gut, um das wir nun beraubt wurden.

Es macht die Sache nicht leichter, wenn wir durch Job, Familie und anderes oft derart abgelenkt sind, dass wir die Signale unserer sensiblen inneren Sensoren nicht sofort wahrnehmen. Es muss für gewöhnlich schon eine Weile nicht so laufen, wie es sollte, bis wir aufhorchen. Und so ist es kein Wunder, dass es häufig nicht gelingt, rechtzeitig gegenzusteuern, und sich ein mangelndes Wohlbefinden zu einer ernsthaften und andauernden Beschwerde auswächst. Das Ziepen im Nacken wird zum chronischen Rückenschmerz, Kopfschmerz und Herzrasen werden zum dauerhaften Begleiter.

Mit dem psychischen Befinden verhält es sich nicht anders: Was anfangs vielleicht noch als Trübsal oder schlechte Laune »durchgeht«, entwickelt sich unbeachtet zu einem Burnout, einer depressiven Verstimmung, einem Angstsyndrom, zu Panikattacken, chronischem Schwindel und dergleichen mehr – Krankheitsbildern, die nur noch schwer zu übersehen sind.

Entdecken Sie Ihre persönlichen »Stolperschwellen«

Wir haben einen Test entwickelt, der Ihnen helfen soll, Ihre persönlichen »Körperfallen« aufzudecken und damit Problemen und Krankheiten entgegenzuwirken beziehungsweise die nötigen Behandlungsschritte einzuleiten. Es geht nicht darum, klare Antworten, feste Einordnungen und Reinformen zu finden, sondern darum, Tendenzen und Möglichkeiten zu erkennen. Mit diesen kann man dann besser umgehen und arbeiten.

Nehmen Sie sich zwanzig Minuten Zeit und gehen Sie die folgenden Fragen möglichst entspannt und spielerisch durch. Antworten Sie spontan! Gegebenenfalls können Sie auch Ihren Partner, Freunde und Bekannte hinzuziehen.

		Trifft gar nicht zu.	Kaum, aber manchmal.	Ja, hin und wieder schon.	Stimmt so ziemlich.	Ja, genau!
Ich habe wiederkehrend/stark gehäuft Kopfschmerzen – und bin dann wieder über längere Zeit beschwerdefrei (Cluster-Kopfschmerz).	◇	0	2	4	6	8
Ich esse nicht, wenn ich Stress habe, habe Appetitstörungen.	○	0	2	4	6	8
Ich wache am Morgen früh auf.	▲	0	2	4	6	8
Ich kann schlecht entspannen.	◇	0	2	4	6	8
Ich neige zu Angina Pectoris, habe ein Druckgefühl in der Herzgegend.	■	0	2	4	6	8
Ich beiße die Zähne zusammen (innerer Zorn).	◇	0	2	4	6	8
Ich kann gut nein sagen.	○	0	2	4	6	8
Ich esse als Ausgleich.	◇	0	2	4	6	8
Ich habe ein schlechtes Atemvolumen und/oder leide an Atemwegserkrankungen.	☆	0	2	4	6	8
Ich bin manchmal unentschlossen und kann mich schwer entscheiden.	◇	0	2	4	6	8
Ich habe Schmerzen und/oder einen Bandscheibenvorfall auf Gürtelhöhe (L5/S1) und/oder im Nackenbereich (C5/C6/C7).	■	0	2	4	6	8
Ich neige zu Infekten nach besonderen Leistungen.	●	0	2	4	6	8
Ich wirke nach außen weicher, als ich eigentlich bin.	☆	0	2	4	6	8
Ich neige zu Koliken.	■	0	2	4	6	8
Ich leide an Konzentrationsstörungen.	◇	0	2	4	6	8

		Trifft gar nicht zu.	Kaum, aber manchmal.	Ja, hin und wieder schon.	Stimmt so ziemlich.	Ja, genau!
Ich habe Schmerzen/Beschwerden in der Lendenwirbelsäule.	▲	0	2	4	6	8
Ich spüre einen Druck auf den Augen.	■	0	2	4	6	8
Ich bin gerne mal hitzköpfig und dabei auch konfus und unruhig.	●	0	2	4	6	8
Ich bekomme schnell eine Blasenentzündung.	▲	0	2	4	6	8
Ich habe einen heißen Kopf (auch roten Kopf).	■	0	2	4	6	8
Ich habe Beschwerden im unteren Rücken oder eine Iliosakralgelenkblockade.	◇	0	2	4	6	8
Ich neige zur Schilddrüsenüberfunktion.	●	0	2	4	6	8
Ich schwitze leicht (insbesondere nachts).	◇	0	2	4	6	8
Ich vertrage es schlecht zu warten, zum Beispiel an der Kasse oder im Stau.	■	0	2	4	6	8
Meine Kaumuskeln sind sehr verspannt.	☆	0	2	4	6	8
Ich habe Schulterschmerzen hinten und/oder am Schulterblatt außen.	●	0	2	4	6	8
Ich empfinde eine schmerzhafte Ausstrahlung vom Gesäß (auch klassischer »Ischias« bis in die Kniekehle).	▲	0	2	4	6	8
Meine äußeren Ellbogen (Strecker) sind gereizt.	○	0	2	4	6	8
Ich habe Schulter-Arm-Hand-Beschwerden bis in den Ringfinger und den kleinen Finger.	●	0	2	4	6	8
Ich habe Schulterbeschwerden vorn und seitlich.	☆	0	2	4	6	8

		Trifft gar nicht zu.	Kaum, aber manchmal.	Ja, hin und wieder schon.	Stimmt so ziemlich.	Ja, genau!
Ich habe Rückenschmerzen zwischen den Schulterblättern und an der Brustwirbelsäule.	●	0	2	4	6	8
Ich reagiere empfindlich auf Wind.	◇	0	2	4	6	8
Ich habe Migräne.	●	0	2	4	6	8
Ich habe Herzangst, bin oft nervös	●	0	2	4	6	8
Ich bin eher schlank, sportlich, mit Neigung zur Überanstrengung im Sport.	■	0	2	4	6	8
Ich habe Lust am Essen (auch mit Heißhungerattacken).	●	0	2	4	6	8
Ich fröstele schnell und habe oft kalte Füße.	▲	0	2	4	6	8
Ich schlafe unruhig.	●	0	2	4	6	8
Ich neige zu Schwermut, Kontaktschwierigkeiten und Kummer.	☆	0	2	4	6	8
Ich habe Beschwerden in der Lendenwirbelsäule beziehungsweise Lumboischialgie (Hexenschuss mit Ischiasschmerzen).	■	0	2	4	6	8
Ich bin reizbar und habe eine geringe Stresstoleranz.	●	0	2	4	6	8
Ich habe Hüftschmerzen, die seitlich über das äußere Knie bis zur Achillessehne ausstrahlen.	◇	0	2	4	6	8
Meine Leistungsfähigkeit schwankt stark.	●	0	2	4	6	8
Ich habe Schmerzen in der unteren Brustwirbelsäule (BWK10, 11, 12).	○	0	2	4	6	8

		Trifft gar nicht zu.	Kaum, aber manchmal.	Ja, hin und wieder schon.	Stimmt so ziemlich.	Ja, genau!
Ich neige zu Blähungen und/oder Durchfällen (etwa 45 Minuten nach dem Essen).	●	0	2	4	6	8
Ich habe Schmerzen im Oberschenkelstrecker und im Schienbein.	○	0	2	4	6	8
Ich kann meine Kräfte gut einteilen (in mir schlummern Kräfte).	▲	0	2	4	6	8
Ich bin oft heiser.	●	0	2	4	6	8
Meine Haltung ist nach vorn eingefallen und leicht gebeugt.	○	0	2	4	6	8
Bei Zugluft bekomme ich schnell einen steifen Hals.	■	0	2	4	6	8
Meine inneren Ellbogen sowie Daumen und Zeigefinger tun weh.	☆	0	2	4	6	8
Gelegentlich reagiere ich (auch bei Kleinigkeiten) heftig.	◇	0	2	4	6	8
Es fällt mir schwer, den Kopf nach links und rechts zu wenden und zu drehen.	○	0	2	4	6	8
Kühlung tut mir gut, aber Kälte kann für mich eine starke Energiebremse sein (auch Schmerzen durch Kälteblockaden).	▲	0	2	4	6	8
Meine Gefäße neigen dazu zu verkalken, und/oder ich neige zu Knoten und Schwellungen.	○	0	2	4	6	8
Ich neige dazu, mich kleinzumachen.	▲	0	2	4	6	8
Ich drehe mich beim Aufräumen (Papiere sortieren im Büro) gern im Kreis und räume alles ewig hin und her.	○	0	2	4	6	8

		Trifft gar nicht zu.	Kaum, aber manchmal.	Ja, hin und wieder schon.	Stimmt so ziemlich.	Ja, genau!
Ich höre Ohrgeräusche.	☆	0	2	4	6	8
Ich habe Sehstörungen.	◇	0	2	4	6	8
Ich bin eher nachdenklich und hänge dem Vergangenen nach und/oder neige zu Nüchternheit und Besorgnis.	○	0	2	4	6	8
Mein Zwerchfell und meine Atemhilfsmuskulatur sind verspannt.	☆	0	2	4	6	8
Meine Körperhaltung ist gestreckt, der Muskeltonus eher hoch (Neigung zur Verkrampfung).	■	0	2	4	6	8
Ich neige zu Bronchitis.	☆	0	2	4	6	8
Ich leide an Urogenitalerkrankungen.	▲	0	2	4	6	8
Ich schlafe schlecht ein und finde zwischen 23 und 2.30 Uhr schlecht Ruhe.	■	0	2	4	6	8
Ich neige zu Verstopfung.	☆	0	2	4	6	8
Ich bin grundsätzlich anfällig für Infekte, habe zum Beispiel häufig Angina.	▲	0	2	4	6	8
Ich neige zu Hautreizungen, vor allem unter Trockenheit.	☆	0	2	4	6	8
Meine Magenschleimhaut ist gereizt.	○	0	2	4	6	8
Ich bin entschieden und heftig bis zornig.	■	0	2	4	6	8
Ich habe Schmerzen am Hinterhaupt und im Bereich der mittleren Stirn.	▲	0	2	4	6	8
Meine Schleimhäute sind gereizt oder geschwollen.	☆	0	2	4	6	8
Ich leide manchmal an Heiserkeit.	○	0	2	4	6	8

		Trifft gar nicht zu.	Kaum, aber manchmal.	Ja, hin und wieder schon.	Stimmt so ziemlich.	Ja, genau!
Ich neige zu Furchtsamkeit, Ängstlichkeit und/oder habe sehr oft ein schlechtes Gewissen.	▲	0	2	4	6	8
Ich finde schlecht in den Schlaf und schlafe unruhig.	○	0	2	4	6	8
Ich habe einen hohen Blutdruck.	◇	0	2	4	6	8
Ich bin zunehmend müde und antriebslos.	☆	0	2	4	6	8
Ich schwitze schnell und neige zu Fieber.	■	0	2	4	6	8
Ich neige dazu, die Dinge laufen/treiben zu lassen, und kann gut loslassen.	☆	0	2	4	6	8
Ich habe oft Wadenkrämpfe.	▲	0	2	4	6	8
Ich fühle mich in meiner Herkunft stark verwurzelt.	▲	0	2	4	6	8
Ich fühle mich müde und überfordert.	○	0	2	4	6	8
Mein Kiefer ist verspannt (eventuell mit nächtlichem Beißen).	◇	0	2	4	6	8
Meine Sehnen sind gereizt oder gerissen.	■	0	2	4	6	8

Auflösung

Für die Auswertung zählen Sie die jeweilige Punkteanzahl der verschiedenen Fragefelder zusammen. Dabei gilt:

Fragefeld ▲	Trifft gar nicht zu.	Kaum, aber manchmal.	Ja, hin und wieder schon.	Stimmt so ziemlich.	Ja, genau!
	______ x 0	______ x 2	______ x 4	______ x 6	______ x 8
Summe der Punkte:					
				gesamt:	

Fragefeld ■	Trifft gar nicht zu.	Kaum, aber manchmal.	Ja, hin und wieder schon.	Stimmt so ziemlich.	Ja, genau!
	______ x 0	______ x 2	______ x 4	______ x 6	______ x 8
Summe der Punkte:					
				gesamt:	

Fragefeld ●	Trifft gar nicht zu.	Kaum, aber manchmal.	Ja, hin und wieder schon.	Stimmt so ziemlich.	Ja, genau!
	______ x 0	______ x 2	______ x 4	______ x 6	______ x 8
Summe der Punkte:					
				gesamt:	

Fragefeld ○	Trifft gar nicht zu.	Kaum, aber manchmal.	Ja, hin und wieder schon.	Stimmt so ziemlich.	Ja, genau!
	___ x 0	___ x 2	___ x 4	___ x 6	___ x 8
Summe der Punkte:					
				gesamt:	

Fragefeld ☆	Trifft gar nicht zu.	Kaum, aber manchmal.	Ja, hin und wieder schon.	Stimmt so ziemlich.	Ja, genau!
	___ x 0	___ x 2	___ x 4	___ x 6	___ x 8
Summe der Punkte:					
				gesamt:	

Fragefeld ◇	Trifft gar nicht zu.	Kaum, aber manchmal.	Ja, hin und wieder schon.	Stimmt so ziemlich.	Ja, genau!
	___ x 0	___ x 2	___ x 4	___ x 6	___ x 8
Summe der Punkte:					
				gesamt:	

Wo haben Sie die meisten Punkte? Die beiden Themenfelder mit der höchsten Punktzahl (siehe unten) sind Ihre persönlichen Problembereiche. Hier sollten Sie besonders achtsam sein.

Oft scheinen die Ergebnisse widersprüchlich, weil sich im Umfeld der Energie und Muskelmeridiane dynamische Spannungsfelder und Kraftfelder zeigen, zwischen beziehungsweise in denen man sich bewegt. Dabei ist es für unsere westlichen Augen zunächst vielleicht ungewöhnlich, dass die asiatischen Beschreibungen sehr viel mit Bildern arbeiten. Dies mag den Nachteil haben, dass manches unspezifisch und nicht exakt genug erscheint. Es birgt aber auch einen immensen Vorteil in sich: Wir engen unseren Blick (auf uns selbst und auf andere) weniger ein, als wenn wir klaren Definitionen folgen. Dadurch können wir mit uns selbst offener umgehen.

Das ist wichtig. Denn Test und Typologien sollen nur Orientierung geben. Es geht nicht darum, klare Antworten, feste Einordnungen und Reinformen zu finden, sondern Gewichtungen und Ungleichgewichte, Tendenzen und Möglichkeiten zu erkennen. Genauso lesen Sie bitte die Angaben zu Nahrungsmitteln, Heilkräutern, Aminosäuren sowie anderen Ergänzungen in den folgenden Tipps lediglich als Empfehlungen. Über den genauen Bedarf und individuelle Supplementierung informiert und berät Sie Ihr Arzt oder Heilpraktiker am besten persönlich.

***Vorrangig* ▲**

Hier geht es um Stabilität, Sicherheit und Aufrichtung – im Gegensatz zu beziehungsweise umgewandelt aus Angst und Unsicherheit. In der Traditionellen Chinesischen Medizin (TCM) ist hier das Element respektive die Wandlungsphase

Wasser angesiedelt, die zugehörigen Energiebahnen sind Blasen- und Nierenmeridian (zu den Meridianen und Elementen siehe Seite 35 ff. und Anhang Seite 265 ff.).

Angst und Erstarrung gehen mit einem Sichkleinmachen und einem gebeugten, gestressten Rücken einher, wobei Rückenschmerzen mit bestimmten emotionalen Energien korrespondieren.

- Negativ-»Symptome«: ängstlich, »eng«, eingefallen, sich kleinmachend, verschlossen, zurückgezogen, eingefroren, zur Salzsäule erstarrt.
- Typische Beschwerden: Blasenentzündungen, Knochenschmerzen, Infektanfälligkeit, Angina und Mittelohrbeschwerden, kalte Füße, Schüttelfrost, Panik und Angstattacken. Unter chronischer Belastung leidet hier das Gehirn mit Veränderungen in Richtung demenzieller Syndrome. Auch Osteoporose ist hier zugeordnet.
- Positiv-»Symptome«: aufrecht, offen, stabil, selbstsicher, sicher und flexibel.
- Tipp: viel Warmes/Heißes trinken; Ingwer, Galgant, Gundermann, Goldrute, Pfeffer (wärmende Gewürze), Mannose, Lysin (eine wichtige Aminosäure) für die Immunstimulation – vor allem in Kichererbsen, Bohnen und Linsen sowie im Fisch und im Kochwasser von Kartoffeln enthalten.
- Empfohlene Übungen: Flügelschlag I (siehe Seite 202), Der Sonnengruß (siehe Seite 227), Der stolze Hahn (siehe Seite 229) und Der kleine Drache (siehe Seite 226).

***Vorrangig* ■**

Hier geht es um dynamische, produktive Kreativität – im Gegensatz zu beziehungsweise umgewandelt aus unproduktivem Zorn und zerstörerischer Wut. In der TCM ist hier das Element beziehungsweise die Wandlungsphase Holz im erlösten Zustand angesiedelt (siehe Seite 270). Die entsprechende Energiebahn ist der Gallenblasenmeridian.

Die Triebfeder der Leber-Galle-Kraft sind neben Leistungs- und Stoffwechsel- sowie einem ökonomischen Energiehaushalt auch die Muskel-Sehnen-Welten. Muskeln und Sehnen drücken Haltungen und Bewegungen aus, genauso wie sie als Handlungsorgane dynamisch in Kraft treten. Entsprechend oft sind sie wie Sprungfedern gespannt und versetzen den Körper in Kampfbereitschaft. Diese Hitze verbraucht viel Energie, belastet die Leber und birgt die Gefahr, innerhalb des Holzelements ein großes Feuer zu entfachen:

- Negativ-»Symptome«: cholerisch, aggressiv, ungeduldig, aufbrausend, egozentrisch, hitzig (roter Kopf).
- Typische Beschwerden: Muskelschmerzen, Kopfschmerz, Migräne, Schulter-Arm-Syndrom, Hüftschmerzen, Probleme rund ums Auge; auch ADHS kann hier zugeordnet werden. Chronische Leberbelastung und Störungen des Energiestoffwechsels von dieser Seite belasten über die Leber-Hirn-Achse das Gehirn in Richtung Alzheimer/Demenz.
- Positiv-»Symptome«: innovativ, neugierig, dynamisch, kreativ, kraftvoll, gesellig, Entschlusskraft, Initiative, »Heerführer«.
- Tipp: Löwenzahn, Mariendistel, Wermut, Kurkuma, Artischocke (gegebenenfalls auch Cynar), Koriander, Galaktose, verzweigtkettige Aminosäuren (Isoleucin, Valin und Leucin – in Rindfleisch und Walnüssen).
- Empfohlene Übungen: Die Arme wandern (siehe Seite 204), Der tanzende Kiefer (siehe Seite 223), Der Baum im Wind (siehe Seite 231).

***Vorrangig* ●**
Hier geht es um Freude, Selbstausdruck (Feuer der Rede) und Gestaltungskraft – im Gegensatz zu beziehungsweise umgewandelt aus Aggression und Ausgebranntsein (Burn-out). In der TCM ist hier das Element respektive die Wandlungsphase Feuer angesiedelt, die entsprechende Energiebahn ist der Herz-Dünndarm-Meridian.

In der Entgleisung drohen Entzündung und »Feuererkrankungen« wie Schlaganfall, Herzinfarkt und Gefäßverschlüsse. Migräne, Kieferverspannungen und Zähneknirschen, Erschöpfung, eine gestörte Verdauung und Temperaturregulation. Typischerweise sind hier alle Kaumuskeln und Linien zum Herz betroffen:

- Negativ-»Symptome«: Herzenge, Herzrhythmusstörungen, Herzangst, Unruhe, Schlaflosigkeit, ständiges Angespanntsein, Erschöpfung, Nervosität.
- Typische Beschwerden: Gefäßentzündungen, Arteriosklerose, Schlaganfall, Schilddrüsenentgleisungen, Durchfälle, Autoimmunentzündungen, das brave (nachts beißende) ADS-Kind (ohne »H«!) und vaskuläre Demenz.
- Positiv-»Symptome«: Selbstverwirklichung, zentrierte Kraft aus der Ruhe heraus, schöpferische Kreativität, ganz im Jetzt, gestaltende Tätigkeit des Herzens bereitet Freude, Lust.
- Tipp: Weißdorn, Mistel, Ribose, Kreatin, Tryptophan (in Wild, Forelle, Lachs und Steinpilzen) eignet sich zur zentralnervösen Beruhigung und Regeneration, Arginin für die Gefäße.
- Empfohlene Übungen: Flügelschlag II (siehe Seite 208), Der Kranich (siehe Seite 222), Der Schritt (siehe Seite 232).

Vorrangig ○

Hier geht es um geerdete Aktivität und Weisheit sowie sortierende Klärungskraft – im Gegensatz zu beziehungsweise umgewandelt aus Besorgnis und Grübeln sowie Zivilisations- und Nahrungsstress und Reizüberflutung. In der TCM ist hier das Element respektive die Wandlungsphase Erde angesiedelt, die entsprechenden Meridianeinheiten sind Magen, Milz und Pankreas.

Macht man sich übermäßig Sorgen, zieht sich einem der Magen zusammen, und die innere Mitte wird geschwächt. Diese Schwäche dehnt sich über alle Muskellinien an der Körpervorderseite aus – von den Zehen über die Schienbein-, Oberschenkel- und Bauchmuskulatur bis zum Porträtmuskel (der seitlich am Hals entlang nach vorn zum Schlüsselbein verläuft) und den vorderen Gesichtsmuskeln. Muskelschmerzen, Verdauungsprobleme, Magenschmerzen, entsprechende Rückenschmerzen auf Höhe des Magens sowie Kopfschmerz vervollständigen das negative Bild des Erdelements.

- Negativ-»Symptome«: kreisende Gedanken, gehemmt, von Sorgen geplagt, kopflastig, im Vergangenen hängend.
- Typische Beschwerden: Gastritis, Reflux, Erbrechen.
- Positiv-»Symptome«: (Führungs)kraft, kristallklare Gedanken, Denker, Wegweiser.
- Tipp: Tausendgüldenkraut, Heilerde, Kamille, Reishi-Pilz, Tryptophan (in Wild, Forelle, Lachs und Steinpilzen) für das Beruhigungssystem und das Melatonin.
- Empfohlene Übungen: Flügelschlag III (siehe Seite 212), Der Kranich (siehe Seite 222), Der Sonnengruß (siehe Seite 227).

Vorrangig ☆

Hier geht es um Zufriedenheit und ruhige Weisheit – im Gegensatz zu beziehungsweise umgewandelt aus Melancholie und Depression. In der TCM sind hier das Element respektive die Wandlungsphase Metall sowie der Lungen- und Dickdarm-Meridian assoziiert.

Bei Störungen dieser Meridiansysteme innerhalb des »Metallelements« sind vor allem die Atem- und Atemhilfsmuskeln, die Muskellinien vom Brustkorb in die Arme sowie das Muskelsystem für den Magen-Darm-Trakt massiv geschwächt. Sie werden begünstigt durch die chronischen Sorgen und stetigen Belastungen des Erdelements (Magen-, Milz- und Pankreas-Meridian, siehe Typ ○). Je schlechter die Verdauung, je weniger Sauerstoff aufgenommen wird und je größer Mineralstoff-, Nährstoff- und Sauerstoffmängel werden, umso mehr gerät alles ins Stocken.

- Negativ-»Symptome«: Antriebslosigkeit, Apathie, Schwere, Schwermut, Depressivität, Trauer, Traurigkeit sowie Erschöpfung.
- Typische Beschwerden: Verstopfung, Parkinson, Atemprobleme.
- Positiv-»Symptome« sind: Zufriedenheit, Weisheit, Bei-sich-selbst-Ankommen, Leichtigkeit, gesunde Vitalität und Loslassen-Können (dazu gehören aber auch Traurigkeit und Kummer).
- Tipp: Spitzwegerich, Johanniskraut, Johanniskrautöl, Aurum, Walnüsse, Tryptophan (in Wild, Forelle, Lachs und Steinpilzen) mit antidepressiver Wirkung für den Antrieb, Glutamin für den Darm, verzweigtkettige Aminosäuren (Isoleucin, Valin und Leucin – in Rindfleisch, Walnüssen) und Galaktose für Ammonikabbau.

- Empfohlene Übungen: Hand in Hand (siehe Seite 215), Arm und Ohr (siehe Seite 216), Am Unterarm (siehe Seite 221).

Vorrangig ◇

In diesem Bereich geht es um ein besonderes Spannungs- oder Zwischenfeld. In der TCM ist hier das Element beziehungsweise die Wandlungsphase Holz im (noch) unerlösten Zustand angesiedelt. Es stellt zwar die Kraft für das spätere Feuer bereit. Aber es bleibt beim inneren, versteckten Impuls, der seine Energie noch nicht zwanglos zeigen und entfalten kann – etwa eine konkrete Angst vor etwas oder jemandem (Wasserelement, siehe Typ ▲), die dann in Wut und Gegenwehr (erlöstes Holzelement, siehe Typ ■) umschlagen kann.

Wenn die dynamische Kraft und Bereitschaftsenergie sich nicht entfalten kann, führt die chronische Überlastung mit dieser Energie zum Ausbruch in ungehemmten, zerstörerischen emotionalen Dispositionen wie Wut und Zorn. Gänzlich dekompensiert mündet die Überlastung dieses Elements in unkontrollierbarer Aggression im Feuerelement sowie in autoaggressiven Immunstörungen.

- Negativ-»Symptome«: Neigung zur Selbstüberforderung.
- Typische Beschwerden: Muskel- und Knochenschmerzen (wie bei einer fiebrigen Erkältung), innere Unruhe mit der Neigung, sich zu bewegen und zu strecken, unstete Körpertemperatur (mal kalt, mal warm).
- Positiv-»Symptome«: ruhig abwägende, gerade, stetige Arbeit, ökonomisch talentiert.
- Tipp und empfohlene Übungen: Das Wort »unerlöst« besagt, dass Sie sich noch nicht ganz von einem Element (Wasser) wegbewegt haben, aber auch noch nicht richtig

beim anderen angelangt sind (erlöstes Holz). So ergeben sich und gelten für Sie die Tipps und Übungsempfehlungen aus den Feldern ▲ und ■.

»TYPGERECHTE« KID-ÜBUNGEN

Die nun folgenden Übungen haben wir in der Auflösung des Tests ab Seite 188 den verschiedenen Typen beziehungsweise Tendenzen zugeordnet. Grundsätzlich bietet es sich aber an, sich auch unabhängig von dieser Grundsituation beziehungsweise Wandlungsphase ein individuelles Set an KiD-Übungen zusammenzustellen.

Bewährte Klassiker sind dabei Der stolze Hahn (siehe Seite 229), Der Sonnengruß (siehe Seite 227), Der Schritt (siehe Seite 232) und Der Kranich (siehe Seite 222). Sie bilden immer einen Ausgleich, wenn Sie täglich zu viel sitzen.

Am besten gehen Sie in den ersten Tagen alle Übungen in Ruhe durch. Welche berücksichtigen Ihre persönliche Problematik und Ihre Schmerzbereiche besonders? Notieren Sie diese Übungen und stellen Sie Ihr eigenes Übungsmenü zusammen. Beachten Sie dabei auch Ihre Vorlieben und Abneigungen.

Das Übungs-Einmaleins

Für alle nun beschriebenen KiD-Übungen gelten die folgenden Hinweise:

- Üben Sie täglich zweimal circa 10 Minuten. Dabei ist vor allem eine gewisse Regelmäßigkeit wichtig.
- 7 bis 10 Atemzüge reichen in jeder Übungsposition aus.
- Bauen Sie jede Übung langsam und vorsichtig auf und lösen Sie sie ebenso behutsam wieder auf.
- Arbeiten Sie aufmerksam, nicht mechanisch.
- Atmen Sie regelmäßig und ruhig.
- Führen Sie alle Übungen jeweils auch mit der anderen Körperseite aus.
- Respektieren Sie Ihre eigenen körperlichen Grenzen der Beweglichkeit.
- Üben Sie sanft, jedoch mit einer gewissen Intention. Bewegen Sie sich fließend. Starre Haltungen sollten Sie besser vermeiden.
- Sie haben eine optimale Dehnposition, wenn Sie ein leichtes Ziehen oder einen leichten Dehnschmerz verspüren. Dies hat bereits einen positiven Effekt. Aber viele der Sensoren der Muskeln und Faszien möchten nun zusätzlich eine Aktivierung beziehungsweise Aktivität und Kraftentfaltung in den Dehnungspositionen (KiD). Dies erreichen Sie, indem Sie zusätzlich leichten Druck gegen Widerstand geben.
- Halten Sie die Dehnpositionen nicht starr, sondern entfalten Sie Kraft leicht federnd und rhythmisch. »Ein erklärtes Ziel des Faszientrainings ist es, über dynamische Dehnungen und elastische Federungen die Fibroblasten anzuregen,

das Bindegewebsnetz zu einer jugendlichen Architektur à la Känguru zu stimulieren.«[46]

- Führen Sie die Bewegungen langsam aus. Bleiben Sie mit Ihrer geistigen Aufmerksamkeit in den Bewegungen.
- Manche Übungen können wach machen. Üben Sie deshalb nicht direkt vor dem Schlafengehen.
- Bei Prothesen sollten Sie unbedingt die vorgegebenen Bewegungsrichtungen respektieren und im Zweifelsfalle eine individuelle Beratung hinzuziehen.

Muskelkater

Muskelkater ist ein Signal dafür, dass der Umbau von passiven, sehnigem Material zu aktiven Muskelfasern angekurbelt wurde und sich die Muskellängen wieder auf ihre ursprüngliche Grundstimmung umstellen – kurzum, dass Sie sich beim Üben auf dem richtigen Weg befinden. Lassen Sie sich also nicht aufhalten!

▶ Flügelschlag I

Diese Übung ist dem Blasenmeridian zugeordnet, dem großen Rückenmuskelmeridian, und empfiehlt sich daher besonders bei Rückenbeschwerden. Sie hilft, den Rücken aufzurichten, gibt Stabilität und Rückhalt. Sie entspannt den Nacken und dient als Haltungsausgleich zu ständiger Schreibtischarbeit. Außerdem öffnet sie den Brustkorb und macht dadurch Atem und Herz freier.

1. Setzen Sie sich mit geradem Rücken auf einen Stuhl. Führen Sie die Hände ans Hinterhaupt und verschränken Sie die Finger. Die Schultern bleiben tief und entspannt, die Ellbogen zeigen nach außen.

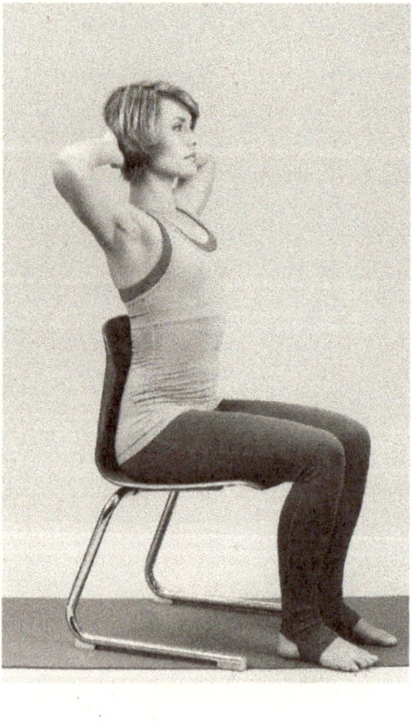

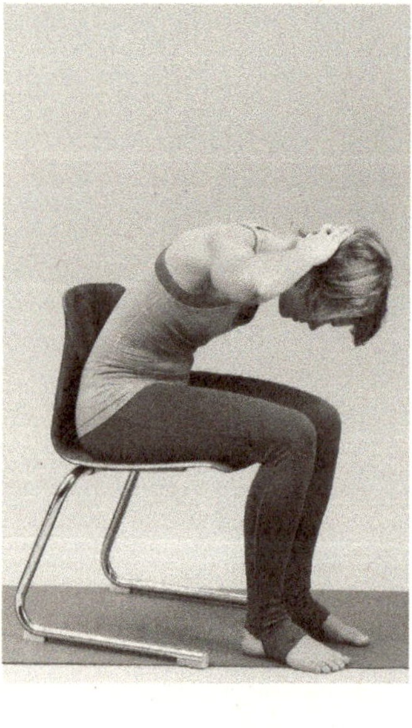

2. Drücken Sie nun den Kopf mit den Händen leicht nach vorn, sodass das Kinn zur Brust geht. Der Rücken bleibt dabei möglichst gerade, und die Ellbogen zeigen weiterhin nach außen.
3. Schieben Sie nun gegen den Druck Ihrer Hände den Kopf nach hinten und oben. Halten Sie diese Spannung für etwa 5 bis 7 Atemzüge.
4. Danach lösen Sie diese Stellung auf, indem Sie die Streckung der Halswirbelsäule weiter halten, die Arme nach hinten öffnen und mit den ausgestreckten Armen leicht nach hinten federn. Variieren Sie hierbei die Höhe, behalten Sie aber die gestreckten Armen bei.

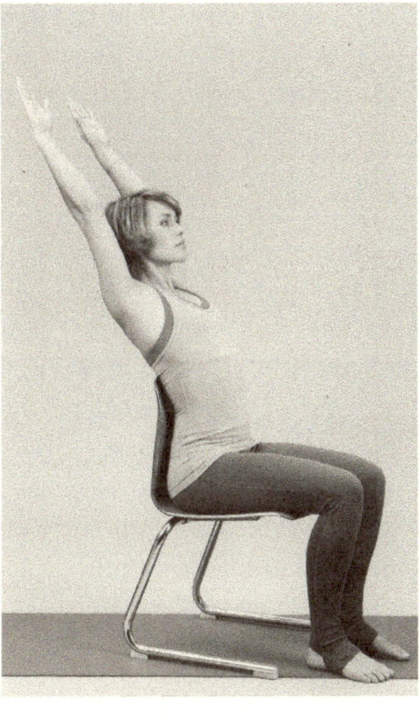

▶ Die Arme wandern

Diese Übung ist dem Leber- und dem Gallenmeridian zugeordnet. Sie unterstützt die seitliche Aufrichtung bei einer gleichzeitig flexiblen idealen Position und Ausrichtung des Kopfs auf der Halswirbelsäule. Sie befreit den Atem und verhilft aus der Enge der Beugehaltungen. Über sie können Zorn, Wut und Ärger berührt und reguliert werden.

▷ Teil 1

1. Nehmen Sie einen stabilen Stand ein, die Beine sind dabei hüftbreit geöffnet, die Zehen zeigen nach vorn. Legen Sie die Hände seitlich auf den Brustkorb. Geben Sie mit den Daumen leichten Druck auf die seitlichen Rippenbögen beziehungsweise die Rippenzwischenräume. Dabei ertasten Sie Stellen, die mehr oder weniger »brennen«.
2. Halten Sie den Druck der Daumen und beugen Sie sich dabei langsam nach vorn. Dabei bewegen sich die Rippen und Muskeln unter Ihren Daumen.
3. Richten Sie sich nun wieder auf und wiederholen Sie die Übung mit verschiedenen Druckpunkten. Dann ist sie besonders wirkungsvoll.

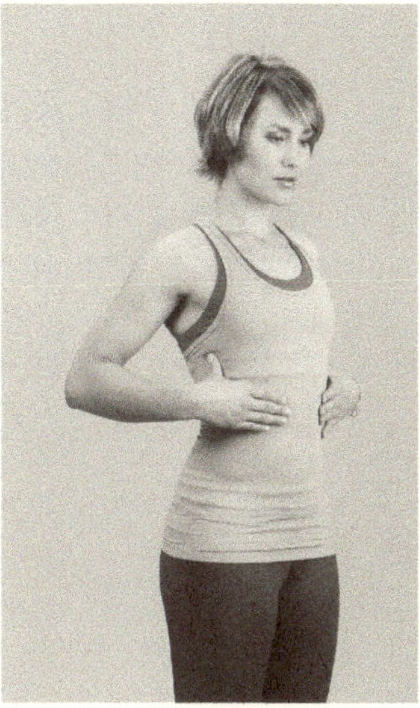

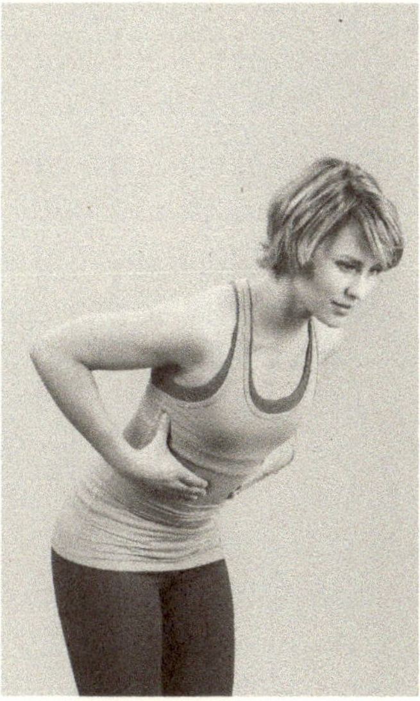

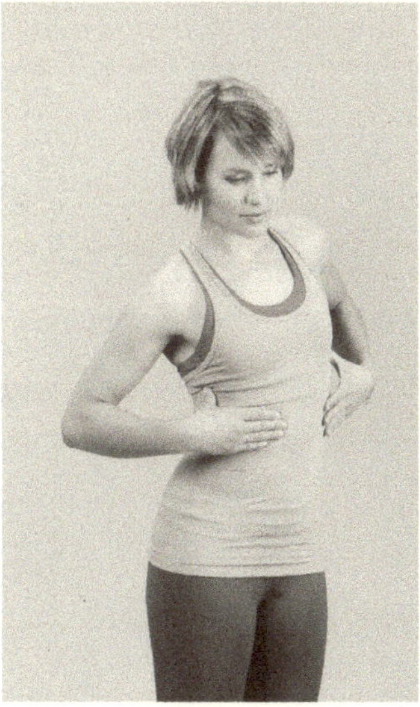

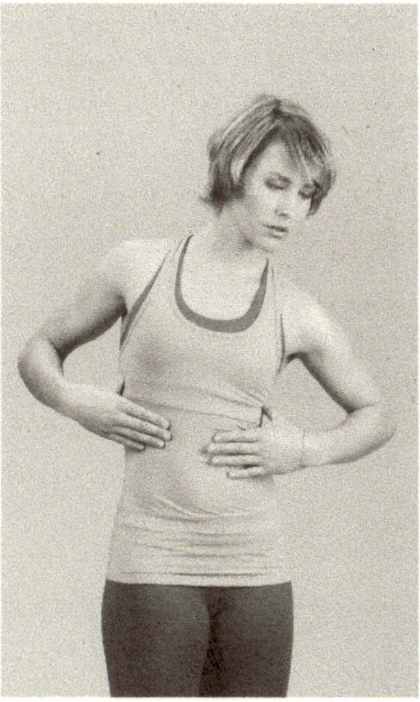

▷ Teil 2

1. Führen Sie die Hände über den Kopf. Die rechte Hand greift dabei von hinten den linken Unterarm, die linke Handfläche zeigt nach vorn. Die Schultern bleiben entspannt. Achten Sie darauf, dass Sie nicht ins Hohlkreuz gehen. Das Kinn zeigt zur Brust.
2. Bringen Sie nun Ihren Körper in eine Seitneigung nach rechts. Ihre rechte Hand zieht dabei den linken Arm. Der Nacken bleibt gestreckt. In dieser Position sollten Sie ein leichtes Ziehen entlang der linken Flanke spüren. Halten Sie diese Position 2 bis 3 Atemzüge.
3. Federn Sie dann mit dieser Handposition nach links (1 bis 2 Atemzüge) und dann wieder nach rechts (1 bis 2 Atemzüge). Achten Sie darauf, dass die Hüfte stabil bleibt.

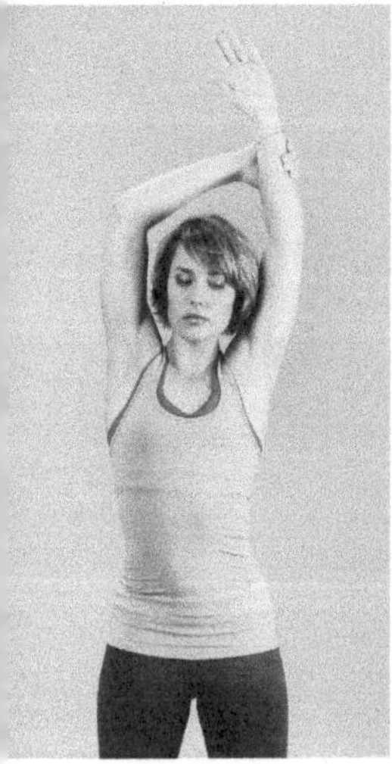

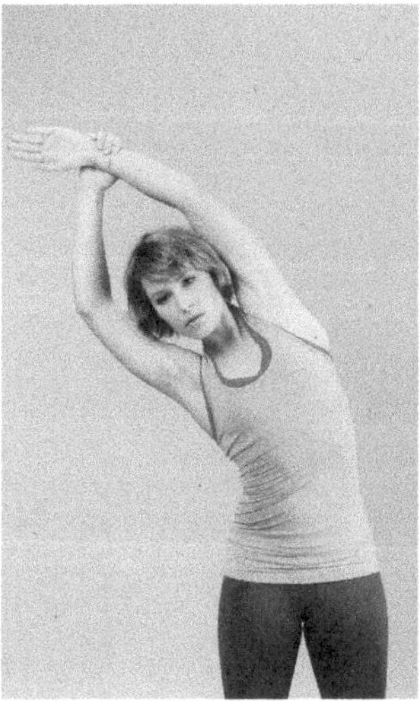

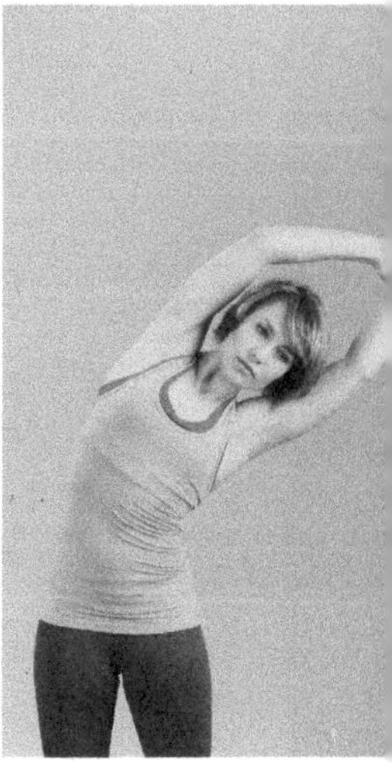

▷ Teil 3

1. Nehmen Sie wieder einen stabilen Stand ein. Stellen Sie den rechten Fuß nach vorn über Kreuz neben den linken. Führen Sie den rechten Arm über den Kopf, die Handfläche zeigt nach vorn. Neigen Sie sich nun leicht nach links. Dabei spannen Sie den Bogen Ihrer rechten Flanke. Federn Sie leicht in diese Spannung (2 bis 3 Atemzüge).
2. Variieren Sie die Übung, indem Sie den rechten Fuß nach hinten über Kreuz neben dem linken abstellen. Dann wie beschrieben üben.

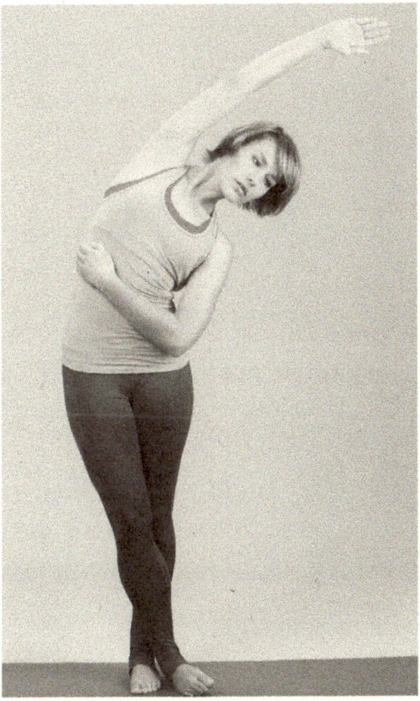

▶ Flügelschlag II

Diese Übung ist dem Herz- und dem Lungenmeridian zugeordnet. Sie empfiehlt sich besonders bei Beschwerden wie Herzenge, Herzrhythmusstörungen, Herzangst und Unruhe. Besonders gut eignet sie sich auch als Gegengewicht zu vielem Sitzen und Beugen der Arme (etwa beim Autofahren oder im Büro). Auch der Bereich der Schultern und der Unterarme lässt sich mit ihrer Hilfe gut frei bewegen.

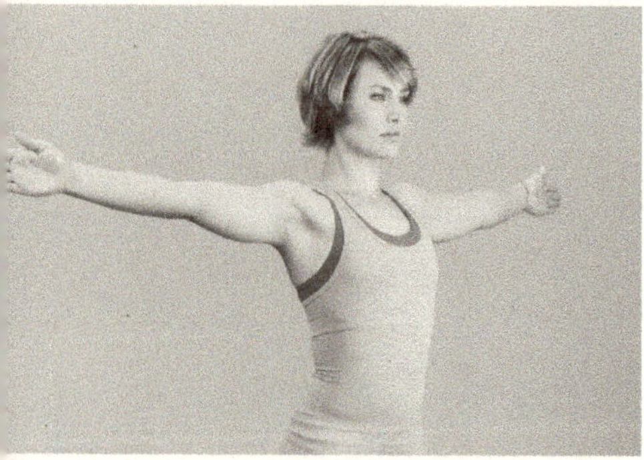

1. Nehmen Sie einen stabilen Stand ein. Strecken Sie die Arme auf Schulterhöhe zur Seite aus, die Handflächen zeigen nach vorn. Halten Sie dabei die Halswirbelsäule gestreckt (Kinn zeigt zur Brust), die Schultern sind entspannt.
2. Diese Übung besteht aus mehreren Phasen. In der ersten federn Sie mit den Armen leicht nach hinten (circa zehnmal). Nehmen Sie dann wieder die Ausgangsstellung mit ausgestreckten Armen ein.
3. Jetzt beginnt Phase 2: Führen Sie kleine kreisende Bewegungen nach hinten durch (circa zehnmal). Nehmen Sie dann die Ausgangsstellung wieder ein.

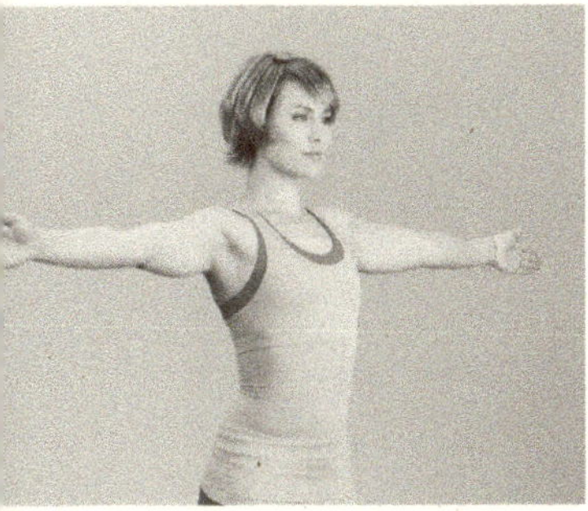
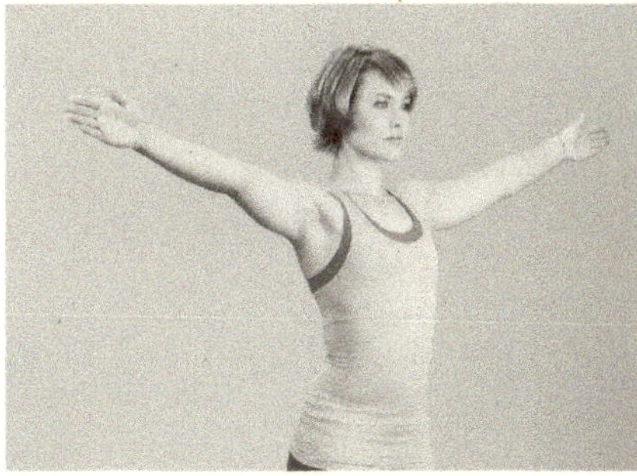

4. In der dritten Phase drehen Sie den Oberkörper mit ausge-

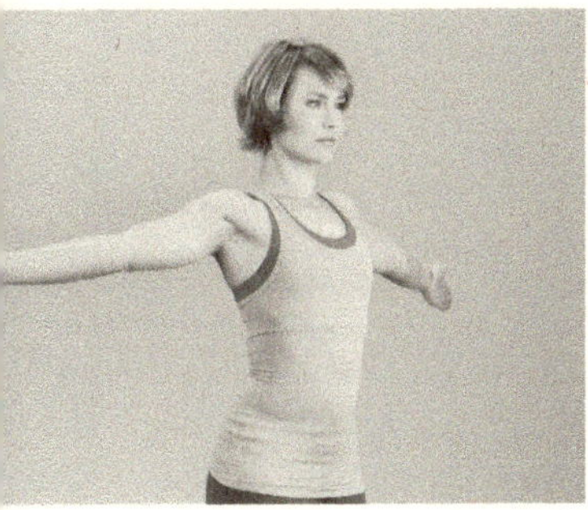
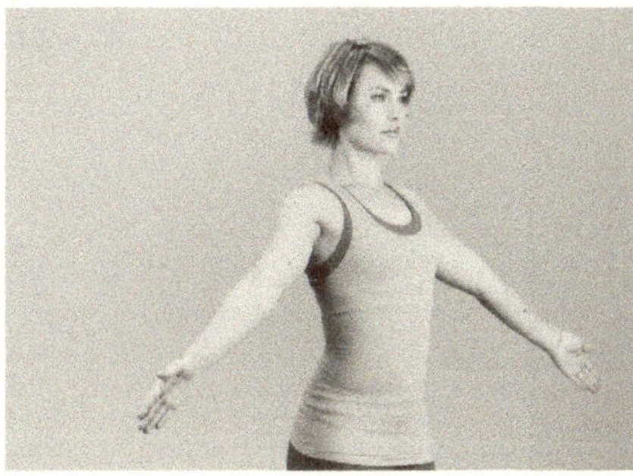

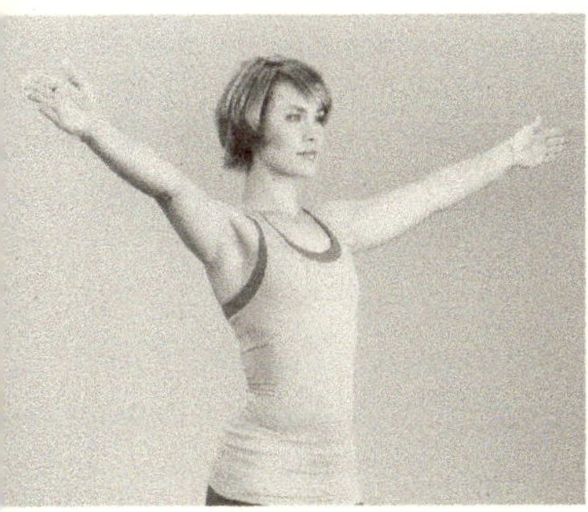
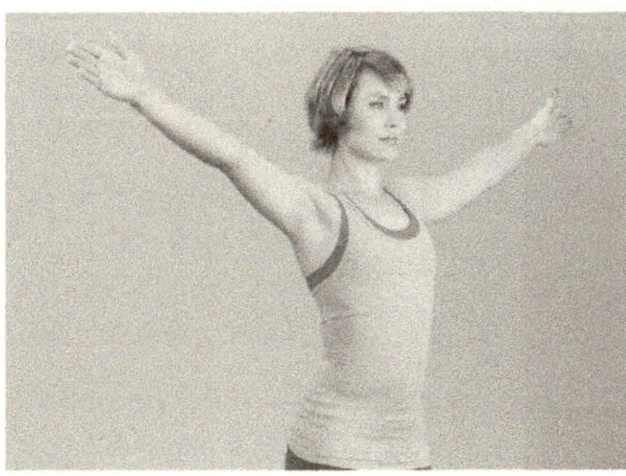

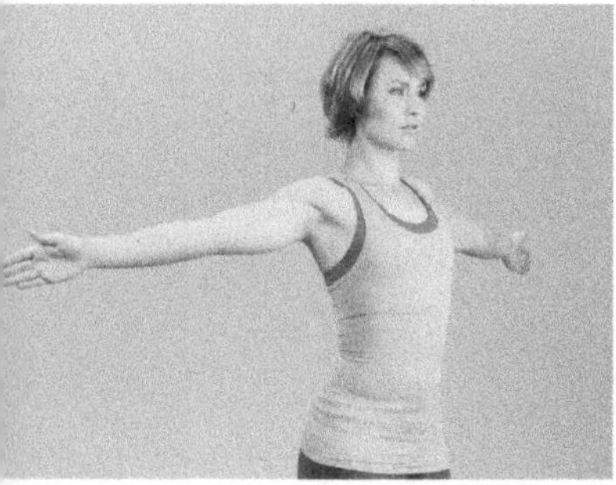
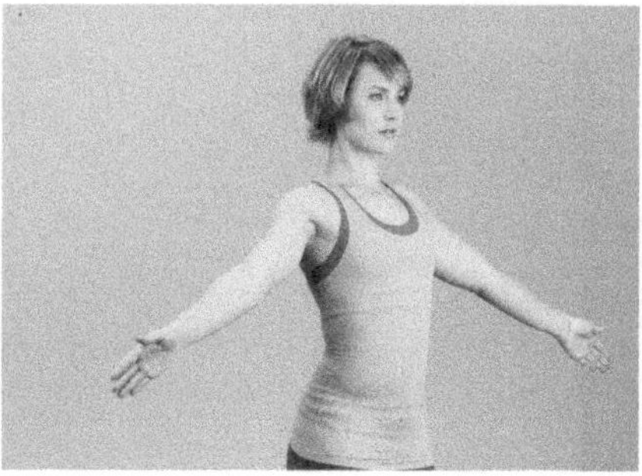

streckten Armen abwechselnd von links nach rechts.

5. In Phase 4 nehmen Sie die Arme seitlich nach oben, die Hand-

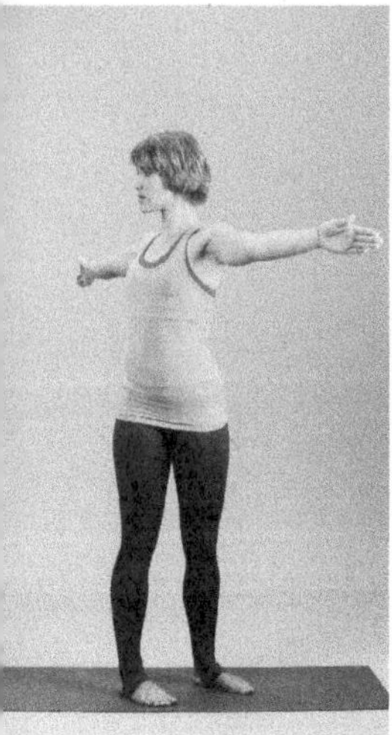
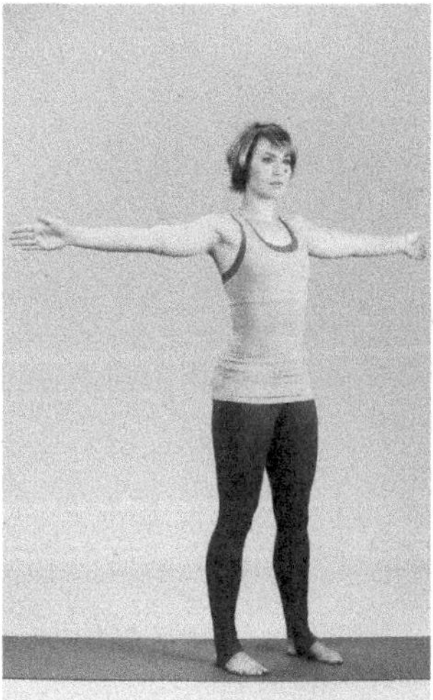
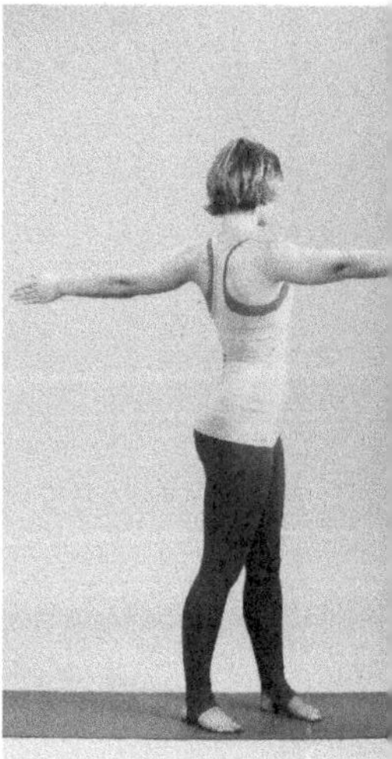

flächen befinden sich auf Kopfhöhe und zeigen nach oben. Lassen Sie nun die Arme nach vorn rotieren; sie müssen dabei nicht durchgestreckt sein. Die Schultern bleiben entspannt.

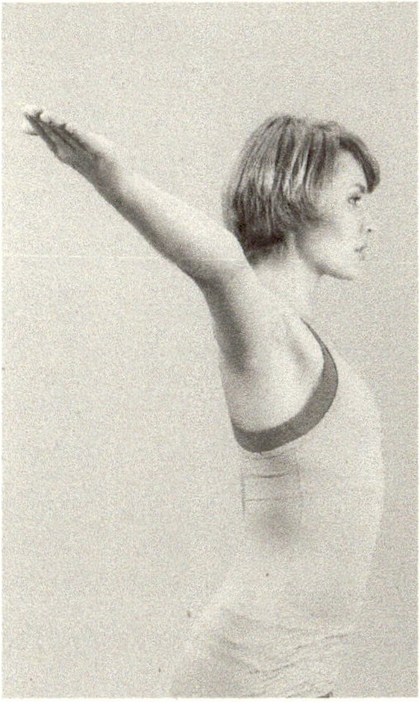

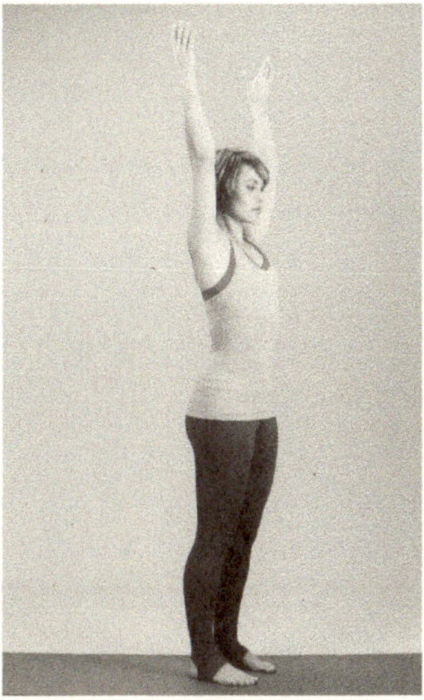

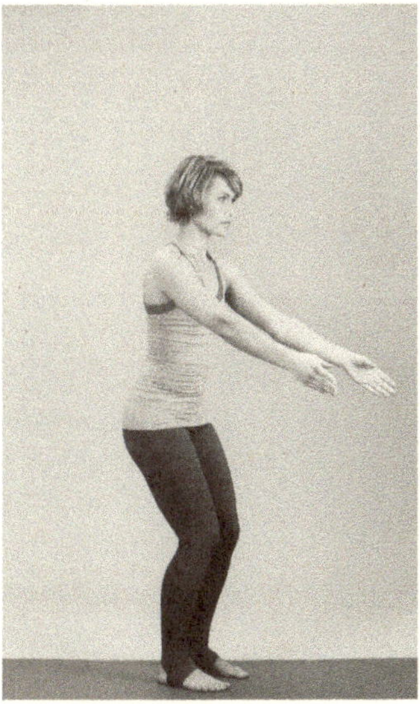

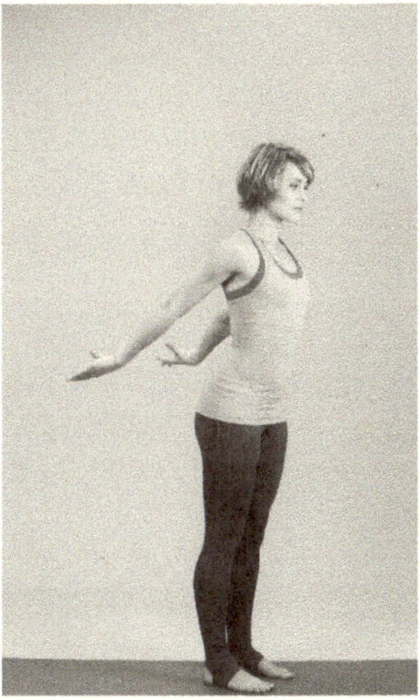

▶ Flügelschlag III

Diese Übung ist sowohl dem Herz- und dem Lungenmeridian zugeordnet als auch (durch die Drehung der Arme aus den Schultern heraus) dem Dünndarm-, Dickdarm- und Gallenmeridian. Sie empfiehlt sich bei Beschwerden rund ums Herz und bei Unruhe. Wie der Flügelschlag II eignet sie sich gut als Ausgleich zu vielem Sitzen und Beugen der Arme (Autofahren, Büroarbeit). Außerdem hilft sie bei Beschwerden im Bereich der Schultern und Ohren, bei Verspannungen der Kiefermuskulatur sowie gegen Verspannungskopfschmerzen.

1. Nehmen Sie eine stabile Ausgangsstellung ein. Setzen Sie das linke Bein nach hinten und stellen Sie es so auf dem Fuß-

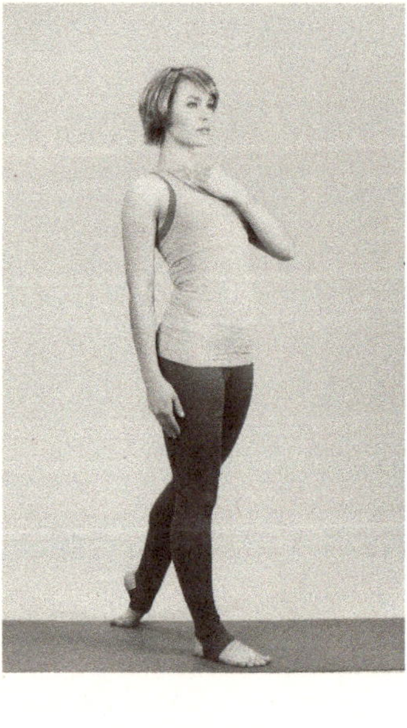

rücken ab, dass dieser nur mit den Zehen aufliegt. Sie sollten links eine leichte Dehnung im Fußrücken, Schienbein und vorderen Oberschenkel spüren. Achten Sie darauf, dass die Hüfte stabil bleibt und Ihr Knie nach vorn zeigt. Falls nötig, halten Sie sich mit der rechten Hand an einer Stuhllehne fest. Neigen Sie den Oberkörper leicht nach hinten, die Schultern bleiben entspannt, die Halswirbelsäule bleibt gerade. Legen Sie nun die linke Hand auf den Bereich zwischen Schlüsselbein und Brustbein. Üben Sie mit Ihren Fingern an beiden Seiten entlang des Brustbeins leichten Druck auf die Muskulatur aus. Suchen Sie dabei nach verspannten und leicht schmerzenden Stellen und verweilen Sie für einen Moment mit leichtem Fingerdruck auf diesen Punkten.

2. Nun kommt der eigentliche Flügelschlag: Führen Sie die Arme seitlich nach oben auf Kopfhöhe, die Handinnen-

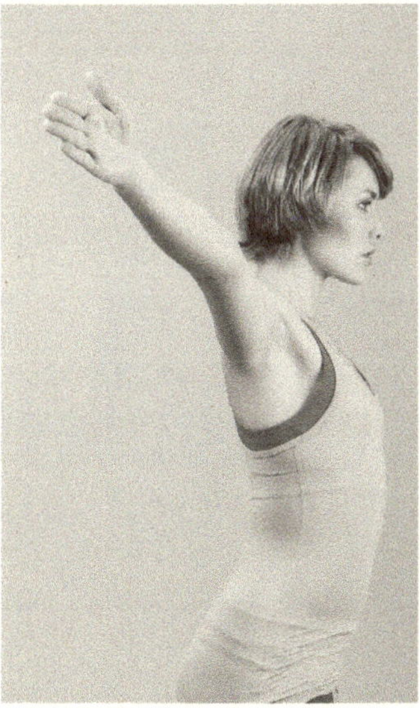

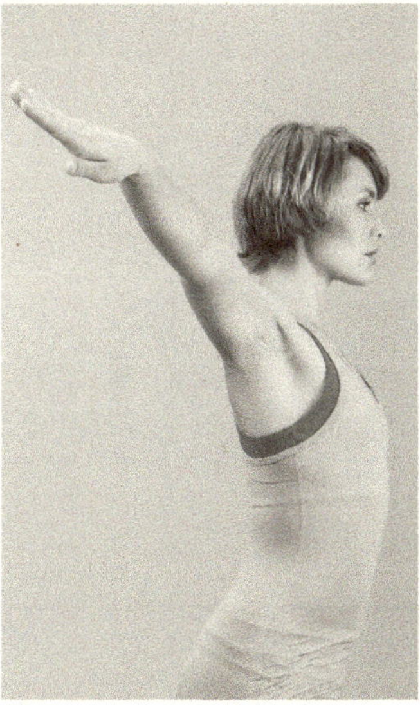

flächen zeigen nach vorn, die Daumen nach oben. Beginnen Sie dann, mit gestreckten Armen leicht nach hinten zu federn.

3. Drehen Sie nun den rechten Arm nach hinten (die Handinnenfläche zeigt nach vorn, der Daumen nach oben) und den linken Arm andersherum nach vorn (Der Handrücken zeigt nach vorn, der Daumen nach unten). Wechseln Sie diese Verdrehung hin und her. Sie spüren dabei, wie diese Bewegung durch Ihre Schultern geht.

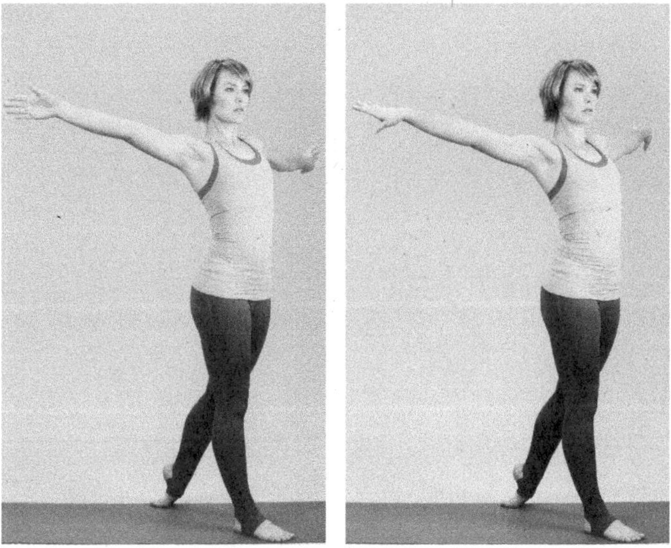

▶ Hand in Hand

Diese Übung ist dem Dünndarm-, Dickdarm- und Gallenmeridian zugeordnet. Sie empfiehlt sich besonders bei Beschwerden im Bereich der Schultern und Ellbogen. Sie hilft bei Verspannungen des Nackens und der Kiefermuskulatur, bei Verspannungskopfschmerzen sowie bei Beschwerden rund ums Ohr. Zudem kann sie die Atmung entlasten beziehungsweise befreien.

1. Nehmen Sie eine stabile Ausgangsstellung ein. Führen Sie Ihre rechte Hand zum Rücken in Richtung Steißbein. Die Handfläche zeigt nach hinten.
2. Umfassen Sie mit der linken Hand die Finger der rechten Hand. Neigen Sie den Kopf zur linken Seite, die Schultern bleiben unten. Die rechte Hand zieht nach unten rechts, die linke Hand hält dagegen.

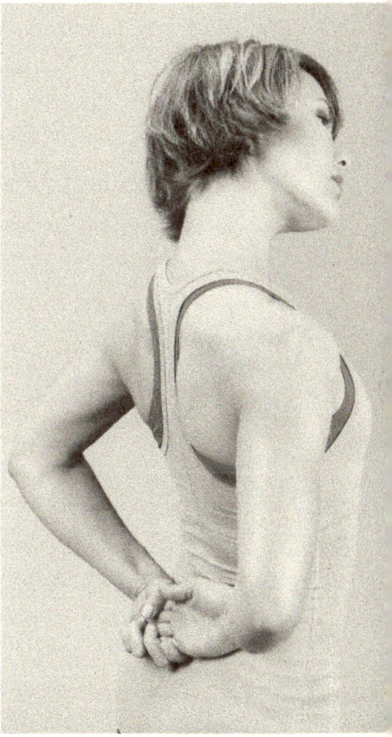

▶ Arm und Ohr

Diese Übung ist dem Lungen- und dem Herzmeridian zugeordnet. Sie kann häufiges beengendes Sitzen und Beugen der Arme ausgleichen (Autofahren, Büroarbeit), öffnet den körperlichen Raum für Atmung und Herz und verhilft auch auf der mentalen Ebene zu mehr Vitalität und Offenheit. Ferner hilft sie bei Beschwerden rund ums Ohr.

▷ Teil 1

1. Nehmen Sie eine stabile Ausgangsstellung ein. Legen Sie nun Ihre rechte Hand auf Schulterhöhe gegen einen Türrahmen, einen Schrank, ein stabiles Regal oder Ähnliches.
2. Drehen Sie nun den gesamten Körper nach links, bis Sie eine leichte Spannung im rechten Arm und im Brustbereich verspüren. Drücken Sie mit der rechten Hand leicht in diese Spannung gegen den Türrahmen. Variieren Sie dabei die Höhe der greifenden Hand.

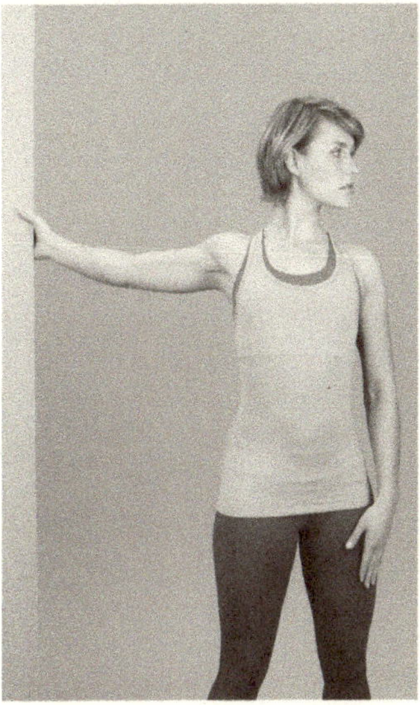
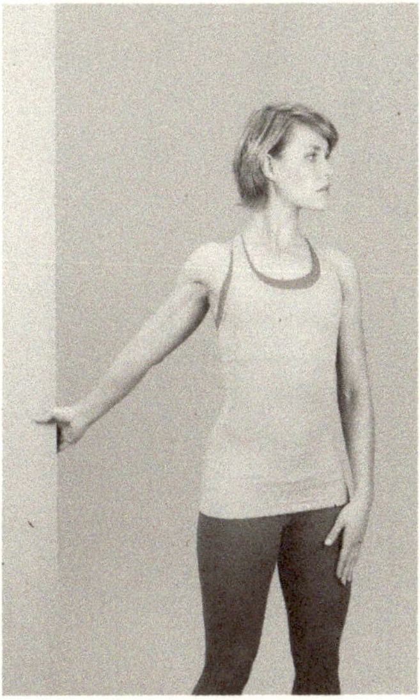

▷ Teil 2

Ertasten Sie nun mit den Fingern der linken Hand im Bereich von Brust- und Schlüsselbein verschiedene Punkte. Verweilen Sie auf den schmerzempfindlichen Stellen. Dabei können Sie die Höhe des angelehnten Arms variieren.

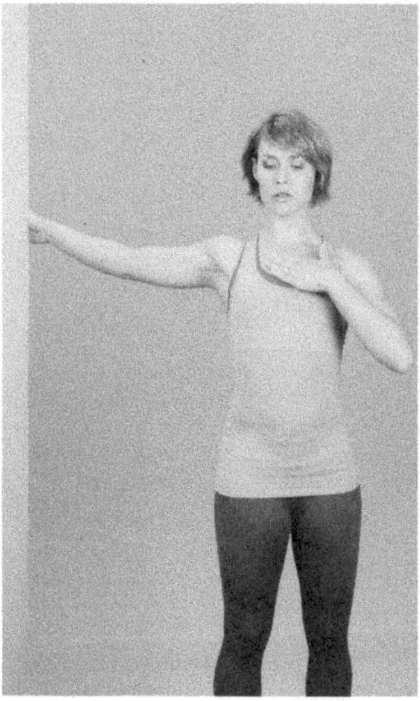

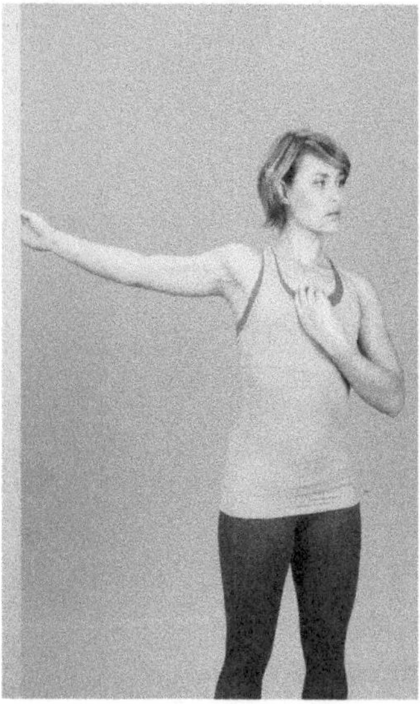

▷ Teil 3

1. Neigen Sie den Kopf zur linken Schulter; der Blick bleibt geradeaus gerichtet. Streichen Sie mit der linken Hand sanft den rechten Hals entlang Richtung Schulter. Wiederholen Sie diese streichende Bewegung fünf- bis zehnmal. Halten Sie Ihre Grundspannung und neigen Sie nun den Kopf nach rechts. Streichen Sie dann die linke Halsseite aus.

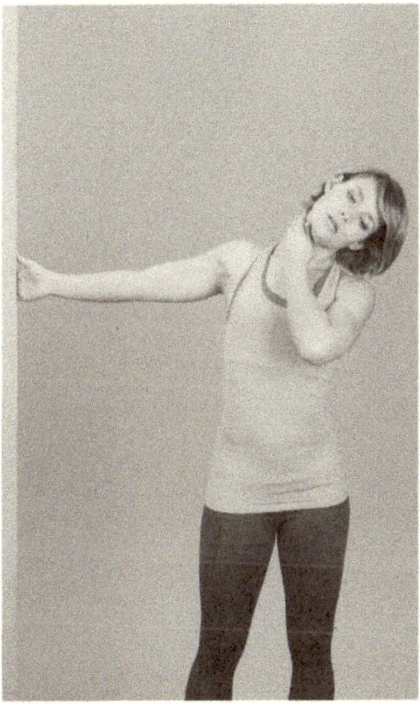

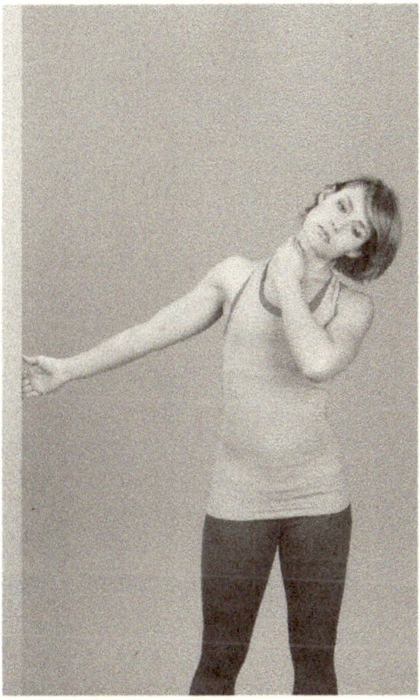

2. Ziehen Sie nun mit der linken Hand das rechte Ohr in Richtung rechter Schulter. Der Kopf dreht sich dabei sanft nach links.

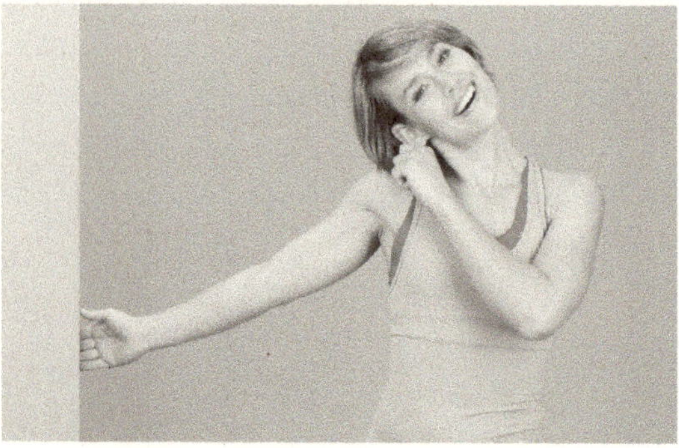

3. Stellen Sie sich wieder aufrecht hin und ziehen Sie beide Ohren nach vorn, sodass Sie einen sanften Zug spüren.

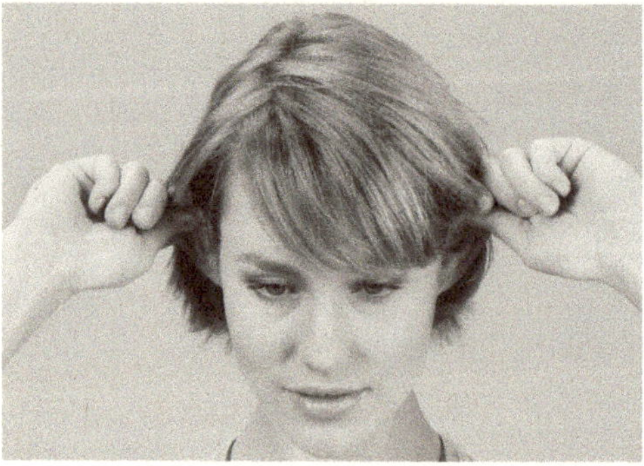

▶ Am Unterarm

Diese Übung ist dem Dünndarm- und dem Dickdarmmeridian zugeordnet. Sie empfiehlt sich besonders bei Beschwerden im Bereich der Schultern, der Ellbogen und Hände. Weil sie indirekt das Metallelement anspricht, kann sie auch zu mehr Leichtigkeit und innerem Freiraum verhelfen.

Tasten Sie mit dem Daumen Ihrer linken Hand den Rücken des rechten Unterarms ab. Verweilen Sie an den empfindlichen und schmerzhaften Stellen mit leichtem Druck. Vor allem zwischen Daumen und Zeigefinger befinden sich häufig empfindliche Stellen. Kneten Sie diese sanft.

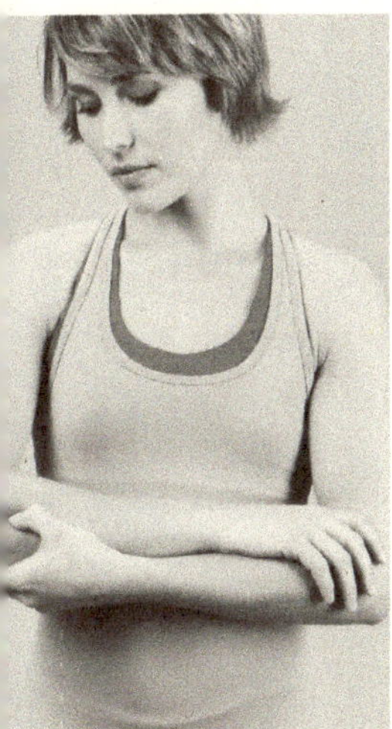
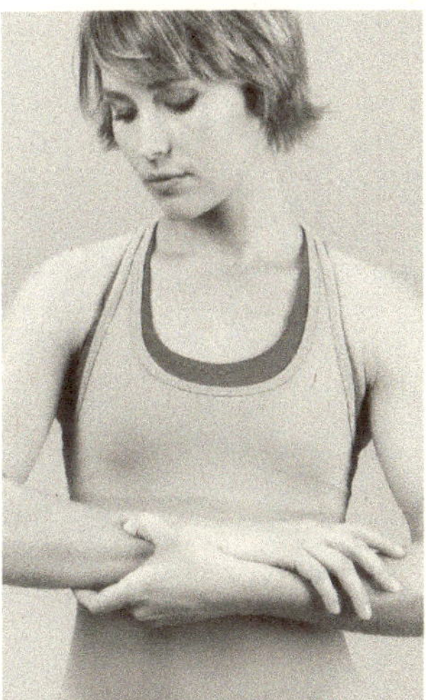
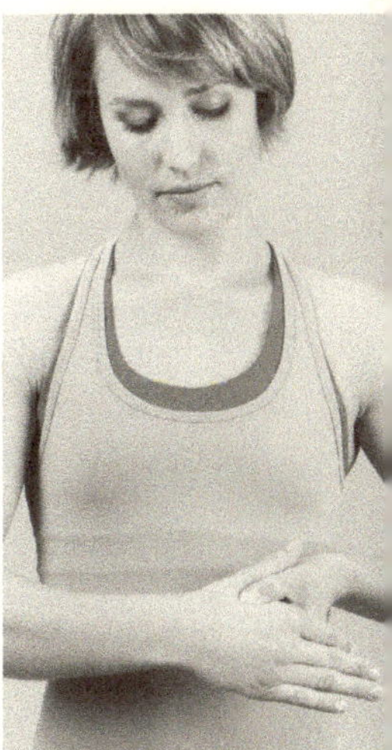

▶ Der Kranich

Diese Übung deckt ein großes Feld ab; sie ist unter anderem dem Dünndarmmeridian zugeordnet. Sie unterstützt die Entspannung des hinteren Nackens sowie der Schultern, reguliert die Spannung des oberen Rückens und beeinflusst damit auch den Blasenmeridian.

1. Stellen Sie sich vor eine Wand, nehmen Sie eine stabile Ausgangsstellung ein und überkreuzen Sie die Arme in Schulterhöhe vor dem Brustkorb. Dadurch erfahren die Armstrecker und der Bereich zwischen den Schulterblättern eine Aufdehnung.
2. Legen Sie beide Handrücken über Kreuz an der Wand an und drücken Sie leicht gegen diese.

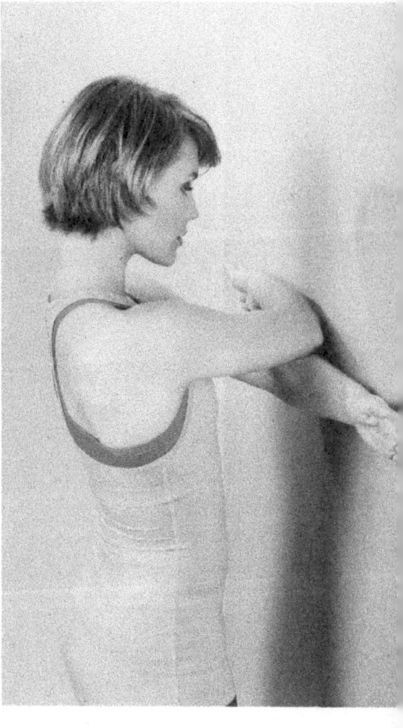

Tipp: Sie können diese Übung auch an einer geöffneten Tür ausführen. Legen Sie dazu den rechten Ellbogen auf die linke Seite des Türblatts, den linken Ellbogen auf die rechte. Drücken Sie dann beide Ellbogen leicht gegen das Türblatt.

▶ Der tanzende Kiefer

Diese Übung ist dem Gallenmeridian zugeordnet. Sie ist besonders hilfreich bei Kopfweh und Migräne, bei Kieferverspannungen und Sehstörungen. Auch Wut und Zorn können mit ihrer Hilfe reguliert werden. Indirekt verhilft sie der Halswirbelsäule zur Entspannung.

1. Nehmen Sie eine stabile Haltung im Stehen oder Sitzen ein. Legen Sie Mittel- und Zeigefinger beider Hände jeweils so auf das Kiefergelenk vor dem Ohr, dass sie in das Kiefergelenksgrübchen sinken, wenn Sie den Mund öffnen.

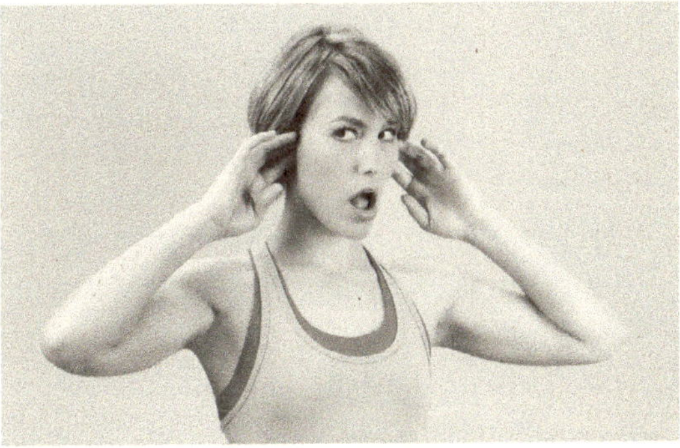

2. Öffnen Sie nun den Mund so weit wie möglich. Bewegen Sie Ihren Unterkiefer spielerisch leicht nach links und rechts, nach vorn und hinten. Ihre Finger geben dabei leichten Druck gegen das Kiefergelenk. Verändern Sie dabei auch die Richtung des Fingerdrucks. Bleiben Sie an schmerzhaften, verspannten Anteilen der Kaumuskeln und bewegen

Sie den Kiefer gegen den Druck Ihrer Finger, bis die unangenehme Empfindung nachlässt.

3. Wandern Sie mit den Fingern vor dem Ohr nach oben in Richtung Haaransatz. Schließen Sie den Mund wieder, beißen Sie die Zähne zusammen und spüren Sie deutlich, wie sich die Muskulatur unter Ihren Fingern anspannt.

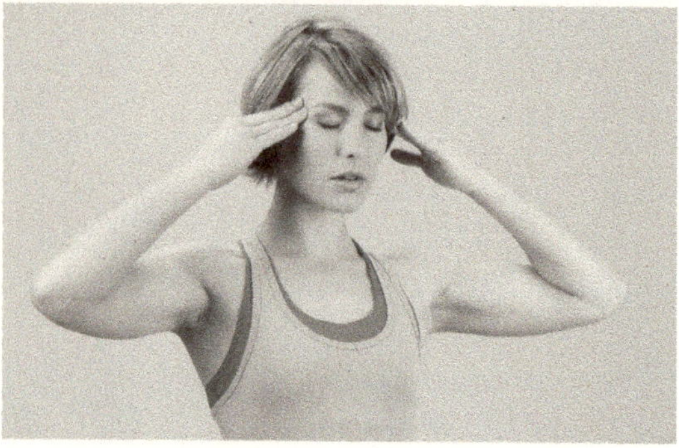

4. Wandern Sie nun mit Zeige-, Mittel- und Ringfinger weiter in Richtung Augen und gehen Sie weiterhin mit sanftem Druck auf die Suche nach schmerzhaft verspannten Muskelbereichen. »Tanzen« Sie immer wieder mit dem Kiefer und beißen Sie leicht die Zähne zusammen. Dadurch lassen sich Verspannungen leichter aufspüren.

Im Alltag bewegen wir unsere Augen automatisch und unwillkürlich. Wir können die Augenmuskulatur aber auch bewusst und willentlich aktivieren – einfach, um sie zu bewegen (das Sehen selbst ist sekundär). Für den Organismus tritt dadurch die Steuerung der Muskulatur aus dem Hinter- in den Vordergrund, und die körpereigene Regulierung wird neu ausgerichtet. Dies kann auch die Muskelfühler der Halswirbelsäule betreffen, die beim Hin-und-her-Schauen ebenfalls involviert sind.

5. Öffnen und schließen Sie den Mund spielerisch. Halten Sie den Kopf dabei nach vorn gerichtet und wenden Sie Ihren Blick abwechselnd nach links und rechts.

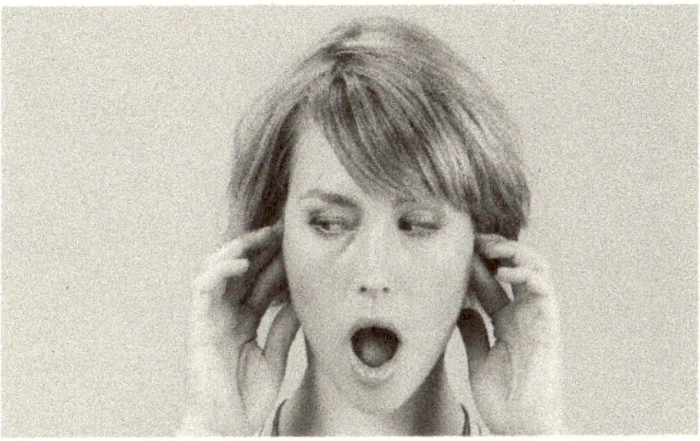

6. Öffnen Sie den Mund leicht und schieben Sie den Unterkiefer abwechselnd nach links und nach rechts. Wenden Sie Ihren Blick dabei zunächst in die Richtung, in die auch der Kiefer geht. Versuchen Sie in einem weiteren Schritt, den Blick in die entgegengesetzte Richtung zu führen (also Unterkiefer nach rechts, Blick nach links – und umgekehrt).

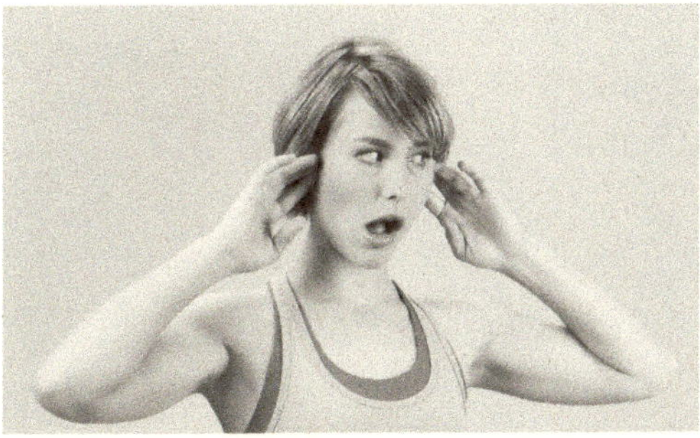

▶ Der kleine Drache

Diese Übung ist dem Blasenmeridian zugeordnet. Sie schafft Stabilität, berührt zugleich unsere Offenheit und hat sich bei allen Beschwerden rund ums Auge sowie bei Kopfschmerzen bewährt.

1. Legen Sie alle Finger Ihrer gespreizten Hände mit leichtem Druck auf der Stirn auf: Die kleinen Finger befinden sich am Anfang der Augenbrauen an den Seiten der Nasenwurzel. Die Daumen liegen auf den Schläfen. Kreisen Sie mit allen Fingerspitzen und geben Sie dabei leichten Druck.
2. Drehen Sie dann die Handinnenflächen nach vorn und drücken Sie mit beiden Daumen gegen die Augenbrauen. Tasten Sie sich mit leichtem Druck zur tiefen Nasenwurzel vor.

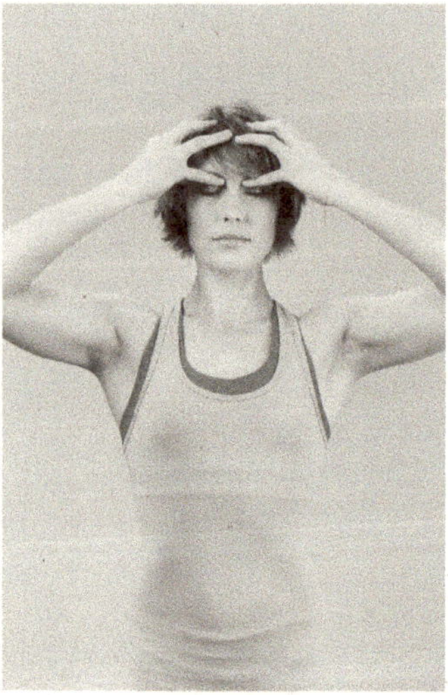

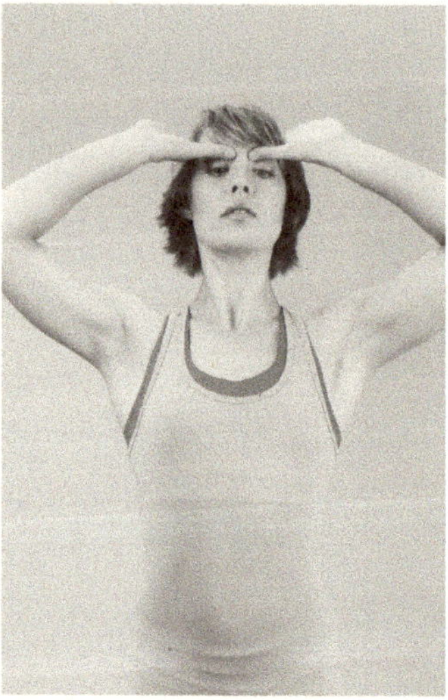

▶ Der Sonnengruß

Diese Übung ist dem Magen- und dem Nierenmeridian zugeordnet. Sie unterstützt die gesamte vordere Aufrichtung, eine offene Haltung und flexible Stabilität. Damit hilft sie, den Brustkorb zu öffnen, und vermag häufiges beengendes Sitzen auszugleichen.

1. Nehmen Sie eine stabile Ausgangsstellung ein. Die Beine stehen hüftbreit auseinander, die Knie sind leicht gebeugt. Schieben Sie das Becken leicht nach vorn oben (Pobacken zusammenkneifen) und beugen Sie den Oberkörper langsam und vorsichtig nach hinten. Gehen Sie nur so weit nach hinten, dass Sie noch stabil bleiben.
2. Halten Sie diese Rückneigung für 7 bis 10 Atemzüge. Die Bauchmuskeln und Hüftbeuger sind jetzt in ihrer gesamten Länge aktiv. Durch ein leichtes Drehen des Oberkörpers nach links und rechts können Sie die Dehnung Ihrer Bauchmuskeln variieren.

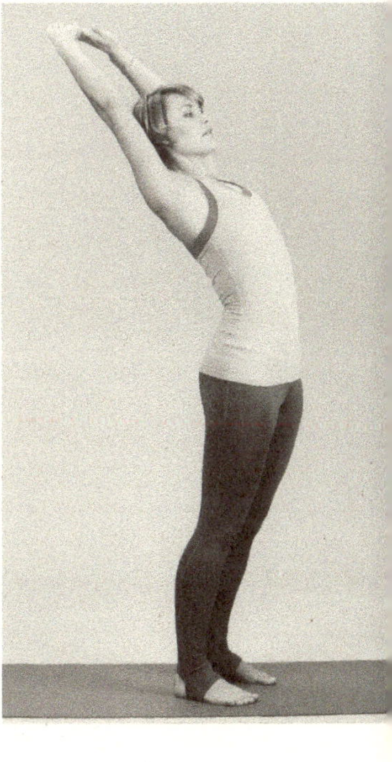

3. Lösen Sie die Dehnung langsam und vorsichtig wieder auf. Nehmen Sie zuerst die Arme herunter und beugen Sie dann leicht Ihre Knie.

Wichtig: Legen Sie den Kopf leicht in den Nacken und führen Sie zugleich das Kinn in Richtung Brustbein (Doppelkinn machen). Dadurch bleibt die Wirbelsäule gerade. Führen Sie Ihre Arme neben dem Kopf nach oben und strecken Sie sie dann durch. Die Daumen zeigen dabei zur Mitte, die Arme drehen sich leicht nach außen. So wird der Brustkorb geöffnet. Achten Sie darauf, dass der Schulter-Nacken-Bereich nicht verspannt. Schultern und Oberarme halten Sie eher unten beziehungsweise hinten.

▶ Der stolze Hahn

Diese Übung ist dem Magen- und dem Nierenmeridian zugeordnet. Sie fördert die Stabilität und unterstützt die gesamte Aufrichtung sowie das (innere) Gleichgewicht. Sie macht wach und konzentriert und ist besonders auch bei Hüft- und Kniebeschwerden zu empfehlen. Auch kann sie häufiges beengendes Sitzen ausgleichen.

Tipp: Stellen Sie für diese Übung einen Stuhl in greifbare Nähe, damit Sie sich bei Bedarf daran festhalten können, um das Gleichgewicht zu halten.

1. Nehmen Sie eine stabile Ausgangsstellung ein. Die Beine sind hüftbreit geöffnet.
2. Stellen Sie sich nun auf das linke Bein und führen Sie den rechten Fuß nach hinten. Greifen Sie mit der rechten Hand den rechten Fußrücken und geben Sie mit dem rechten Fußrücken leichten Druck in die Handfläche.

Vorsicht: Das rechte Knie sollte nicht zu sehr nach außen ausweichen. Schieben Sie das Becken leicht nach vorn und kneifen Sie die Pobacken leicht zusammen. So vermeiden Sie einen Hohlrücken, und die Dehnung im rechten Bein wird deutlicher.

3. Richten Sie die gesamte Wirbelsäule auf. Der Kopf befindet sich in gerader Fortsetzung der Wirbelsäule. Legen Sie den Kopf leicht in den Nacken und führen Sie das Kinn dabei Richtung Brustbein (Doppelkinn). Heben Sie das Brustbein

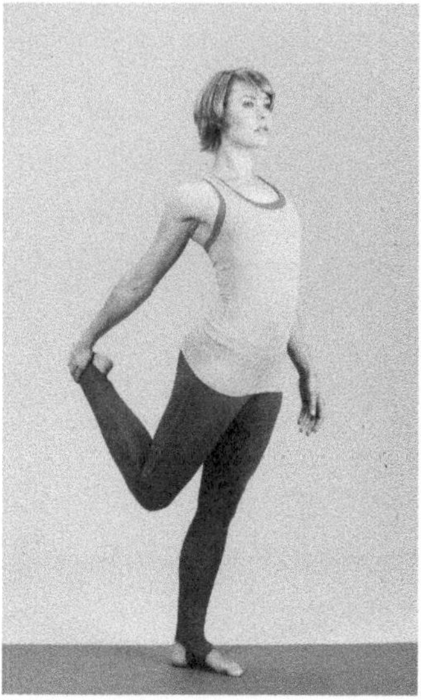
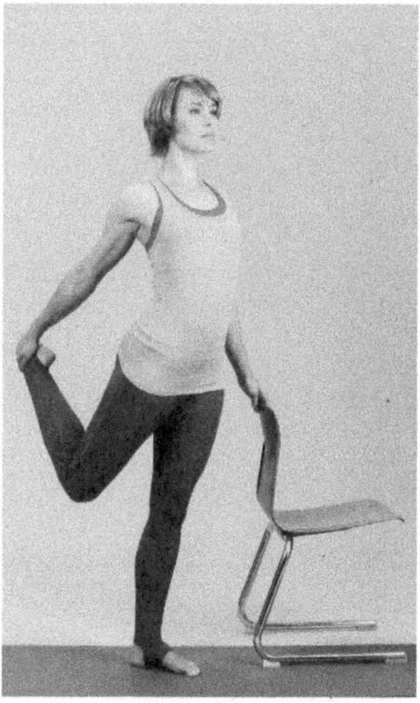

nach vorn oben an und schwellen Sie die Brust. Achten Sie aber darauf, dass sich der Schulter-Nacken-Bereich nicht verspannt. Schultern und Oberarme halten Sie eher unten beziehungsweise hinten.

▶ Der Baum im Wind

Achtung: Bei Versteifungen in der Wirbelsäule oder wenn Sie eine Hüftgelenksprothese haben, sollten Sie diese Übung nicht ausüben.

Die Übung ist dem Gallenmeridian zugeordnet. Sie ist hilfreich bei Hüftbeschwerden sowie bei Verspannungen in der Brustwirbelsäule und des Brustkorbs. Sie fördert die Stabilität und unterstützt die gesamte Aufrichtung sowie das (innere) Gleichgewicht.

1. Nehmen Sie eine stabile Ausgangsstellung ein. Die Beine stehen hüftbreit auseinander.
2. Beugen Sie den Oberkörper nach links. Führen Sie die linke Hand nah am Körper in Richtung linker Fuß, den rechten Arm in einem Bogen über den Kopf. Heben Sie dann den rechten Arm in Richtung Decke.

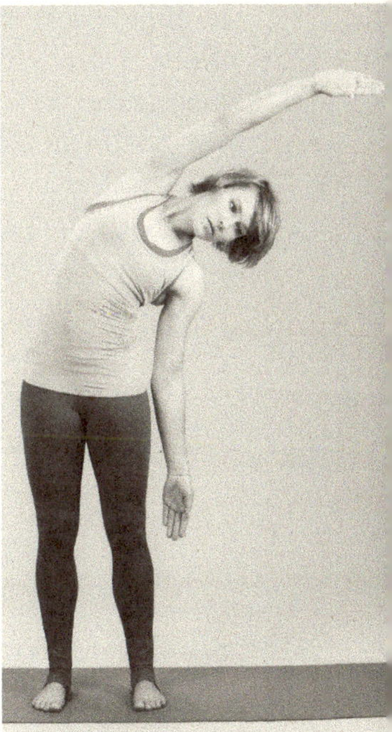

Tipp: Stellen Sie für diese Übung einen Stuhl in greifbare Nähe, damit Sie sich bei Bedarf daran festhalten können, um das Gleichgewicht zu halten.

▶ Der Schritt

Diese Übung ist dem Magen- und dem Nierenmeridian zugeordnet. Sie fördert die gesamte vordere Aufrichtung und Öffnung, ist besonders auch bei Hüftbeschwerden hilfreich und reguliert (über die Aufdehnung des M. Iliopsoas) indirekt das Zwerchfell und den Raum des Herzens. Sie kann häufiges beengendes Sitzen ausgleichen und dient zugleich einer Aufdehnung der Waden.

1. Stellen Sie sich aufrecht hin, machen Sie mit dem rechten Bein einen großen Schritt nach vorn und beugen Sie das Knie leicht. Schrittlänge und Kniebeugung sollen so groß sein, dass Sie in der linken Hüfte eine deutliche Dehnung spüren. Bewegen Sie sich sanft in diese Stellung hinein. Die Hände können Sie seitlich an den Hüften abstützen.

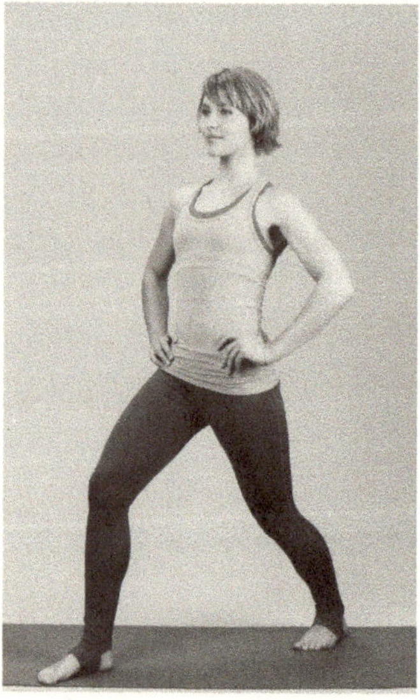

2. Strecken Sie nun beide Arme nach oben. Die Handinnenflächen zeigen nach vorn, die Daumen zueinander. Eine Hand hält die andere. Die Ellbogen sollten dabei nicht nach vorn gehen. Achten Sie darauf, dass der Schulter-Nacken-Bereich nicht verspannt, indem Sie Schultern und Oberarme eher unten beziehungsweise hinten halten.
3. Neigen Sie den Oberkörper leicht nach hinten. Bewegen Sie die ausgestreckten Arme dabei noch ein Stück weiter nach hinten.
4. Drehen Sie nun den Oberkörper leicht nach rechts. Dadurch wird die Aufdehnung in allen vorderen Körperbereichen noch einmal anders betont.

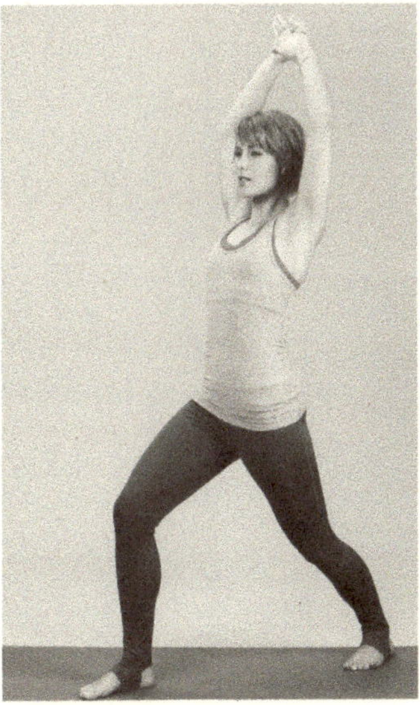

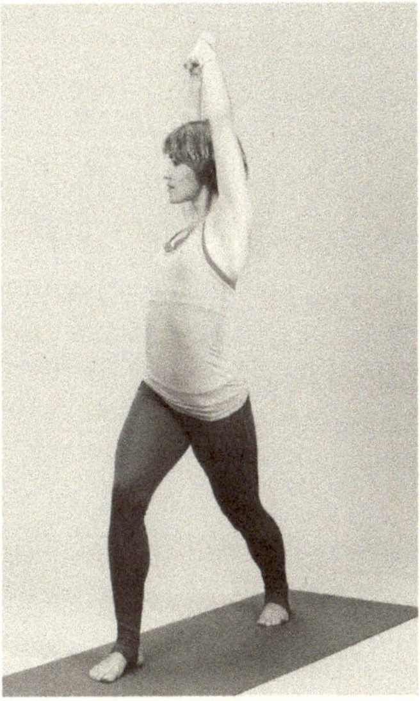

ICH BIN, WAS ICH ESSE, ODER WIE DIE NAHRUNG UNSERE GESUNDHEIT BEEINFLUSST

Auch wenn wir keinesfalls der Meinung sind, dass unser Körper lediglich eine unbeseelte »Maschine« ist, braucht er, um bestmöglich zu funktionieren, doch wie eine solche aufmerksame Pflege und »Wartung«. Ohne entsprechende »Instandhaltungsmaßnahmen« ist er nicht in der Lage, uns viele Jahrzehnte beschwerdefrei durchs Leben zu tragen. Regelmäßige Bewegung sowie die Benutzung und Kräftigung der Muskulatur machen dabei natürlich einen großen Teil des Maßnahmenkatalogs aus. Genauso wichtig sind aber auch die »Baustoffe«, die wir tagtäglich mit der Nahrung zu uns nehmen.

Ganz grob gesagt müssen sich in unserem Essen zum einen die Energieträger Fett, Eiweiß und Kohlenhydrate die Waage halten. Zum anderen sind ausreichende Mengen an Einzelstoffen wichtig, etwa Vitamine, Mineralstoffe, Aminosäuren und sekundäre Pflanzenstoffe, die für all die komplexen physischen und psychischen Funktionszusammenhänge im Körper unerlässlich sind. Im Gegensatz zu diesen lebenswichtigen »Baustoffen« gibt es zahlreiche Nahrungsmittel, die wir uns lieber nicht zumuten sollten, denen wir heute aber, wenn wir nicht aufpassen, in großer Vielzahl begegnen.

Eines der wesentlichen Ungleichgewichte in industrialisierten Gesellschaften wie der unseren: Wir nehmen in Form von Zucker- und Mehlprodukten große Mengen schädlicher Kohlenhydrate zu uns. Mit den Jahren wird dadurch – in Verbindung mit Bewegungsmangel und Stress – die Energieversorgung der Zellen empfindlich gestört, wodurch sich wiederum viele Zivilisationskrankheiten entwickeln können – angefangen bei Entzündungen, Schmerzen, Bluthochdruck, Burn-out-Syndrom und Schlafstörungen über Gefäßerkrankungen, Diabetes, Darmprobleme, Depressionen und Gedächtnisstörungen bis hin zur Fettleibigkeit (Adipositas) und neurodegenerativen Erkrankungen wie Parkinson, Alzheimer und multipler Sklerose.

Sehr oft kann allein schon durch eine »artgerechte« Ernährung – weniger einfache Kohlenhydrate, mehr Eiweiß und mehr gesunde Pflanzenfette – das ursprünglich bestehende Gleichgewicht der zellulären Energieversorgung wiederhergestellt werden. Daraus ergeben sich immer wieder erstaunliche Möglichkeiten für therapeutische Hilfe und die Wiederherstellung der Gesundheit – insbesondere bei chronischen und vermeintlich unheilbaren Erkrankungen wie jenen, unter denen nicht nur meine Patienten häufig leiden.

Ein Blick über den Tellerrand – im doppelten Wortsinn

Welchen enormen Einfluss die Nahrung auf unser körperliches und psychisches beziehungsweise seelisches Befinden hat, ahnte ich schon seit meinen »Lehrjahren« bei »meinem« Ayurvedaarzt Dr. Mana in Kathmandu. Damals kam ich über

Dr. Ratna Samphel Rinchen und Dr. Amchi Kunzang Kunphen auch mit der tibetischen Medizin in Kontakt. Ein Leibarzt des Dalai-Lama, Dr. Yeshi Dhonden, und dessen Schüler und Assistent Dr. Barry Clark aus dem nordindischen Dharamsala vervollständigten meine Ausbildung in der tibetischen Medizin – in Asien, Deutschland und in der Schweiz.

In der ayurvedischen und tibetischen Medizin gründen die Konzepte zur Behandlung von Krankheiten in den Wurzeln ihrer Entstehungsgeschichte. Bei der Krankheit unseres Vaters – multiple Sklerose, dieser »Krankheit des Nordwestens« –, so sagte man mir damals, säße die erste Belastung in der Regel im Darm. Eine schädliche Ernährung sei die Grundwurzel des Übels. Die zweite Wurzel fände sich in der Leber, die als Schlüsselorgan des Stoffwechsels mit zu viel Zucker, Brot, Teigwaren, Kartoffeln, Früchten und schlechten Fetten bombardiert werde. Ein belasteter Darm, eine geschädigte Leber und der gestörte Zucker- und Fettstoffwechsel würden Entzündungen verursachen und das Immunsystem zusammenbrechen lassen. Damit wiederum stünden Parasiten, Bakterien, Viren und Giftstoffen Tür und Tor offen. Neben der westlichen Ernährungsweise würde vor allem die westliche Lebensweise den Körper und seine Organe angreifen und dauerbelasten. Erst im letzten Schritt würden schließlich das Gehirn und das Nervensystem angegriffen. Unter diesen Voraussetzungen sei es »verrückt, an dieser Stelle den ganzen Körper zusätzlich mit Medikamenten zu verunreinigen« – so Yeshi Dhonden in einem Gespräch –, anstatt jedem einzelnen Organ wirklich zu helfen.

In derselben Zeit, in der ich mich mit Ayurveda und tibetischer Medizin beschäftigte, führte mich ein Freund unseres Vaters – Professor Werner Reutter, damals Ordinarius für Biochemie und Molekularbiologie an der Freien Universität, heute an der Charité Berlin – in die Geheimnisse der medizinischen Biochemie ein. Der spezielle Schwerpunkt der Reutter'schen Lehr- und Forschungszeit lag in der Glykobiochemie, also der spezifischen Funktions- und Wirkweise von Zucker im menschlichen Organismus. In den Jahren 1994 bis 2008 konnten wir die entscheidenden molekularen Wirkstoffe von Natursubstanzen aus Nepal und Tibet – wie das Harz und das Kernholz der Lärche, Baumpilze vom Maulbeerbaum, verschiedene Wurzeln, Goji-Beeren und Reishi-Pilze – in Zellkulturen an der Charité untersuchen. Dabei stellten wir fest, dass zelluläre Signalerkennung, Signalübersetzungswege, Zelladhäsionsverhalten sowie zelluläre und extrazelluläre Kommunikationswege über spezielle Einfachzucker reguliert und getragen werden. Der gemeinsame Nenner dieser Forschung und gleichzeitig die Essenz der asiatischen Wirkstoffe waren die Monosaccharide Galaktose, Ribose, Mannose sowie N-Acetyl-Neuraminsäure.

Trotz beeindruckender sichtbarer Erfolge erschienen mir diese einfachen Vorstellungen eines Darm- und Stoffwechselungleichgewichts lange Jahre als zu simpel und zu unwissenschaftlich. Doch unermüdliche Recherchen nach neuesten wissenschaftlichen Publikationen und neuen Erkenntnissen hinsichtlich der multiplen Sklerose stützten die Hypothesen von Dr. Mana, Dr. Rinchen und Dr. Clark immer mehr. Genauso wurden unsere eigenen Behandlungserfolge auf der Basis eines mehrstufigen Konzepts mit neuromuskulärer Balance um Myoreflextherapie, Darmgesundheit, Ernährungssteuerung, Energiestoffwechselregulation und Substitution von Mangelzuständen von anderen Arbeitsgruppen bestätigt.

***

Wie bei der Behandlung von multipler Sklerose mag die Herangehensweise der tibetischen und ayurvedischen Medizin vielen von uns erst einmal ungewöhnlich erscheinen. Im Zentrum dieser erfahrungsmedizinischen Konzepte mit ihren auf die grundlegenden Ursachen ausgerichteten Maßnahmen stehen jedoch immer eine natürliche Ernährung und das gezielte Gleichgewicht für den Stoffwechsel.

Das gilt zum Beispiel ebenso bei der Behandlung von Herzproblemen – ein hierzulande durchaus weit verbreitetes Krankheitsbild, über das auch sehr viele meiner Patienten klagen, zum Beispiel Herr S., über den ich in diesem Buch bereits geschrieben habe. Herzprobleme werden in der ayurvedischen und tibetischen Medizin überwiegend als »Feuer-Ungleichgewicht« gesehen. Das Element Feuer gerät aus den Fugen, wenn zu viel Holz verbrennt. Zu viel Holz bedeutet, dass die dynamischen Kräfte (mit Aktivitäten, muskulären Anspannungen und Leberstoffwechselstress) überhandgenommen haben. Zu viel Unruhe und Stress, zu wenig Schlaf, zu wenig Bewegung und zu viel Zucker sowie schlechte Fette »spalten das Holz und schwächen die Mitte«, schädigen also die Leber und den Stoffwechsel.

Wenn das Feuer entgleist, »verbrennt es auch die Erde«: Die innere Mitte mit den Organsystemen Magen, Milz und Pankreas entzünden und brennen aus. Das führt zu Magenschmerzen, Übelkeit, Gefäßentzündungen und Zuckerstoffwechselentgleisungen bis hin zu Typ-2-Diabetes, Schlaganfall und Herzinfarkt.

Diese Folgeerkrankungen können vermieden werden, indem man schon den Anfängen wehrt. Wenn Stoffwechselungleichgewichte und ihre Frühsymptome rechtzeitig erkannt und wieder in Balance gebracht werden, lassen sich schwerere Herz-, Gefäß-, Nieren- und Gehirnerkrankungen abwenden.

Im Falle der genannten Herzprobleme hieße das frei nach einem alten chinesischen Sinnspruch: Wenn es brennt, lässt sich das Feuer nur schwer aus dem Hause tragen. Besser ist es, kein zusätzliches Holz ins Feuer zu werfen. Mit der Stärkung des Elements Wasser sind zudem Löschvorgänge möglich. Oder ganz konkret: das Wasser-Element zu stärken und das System Niere, Blase und Gehirn zu pflegen. Dies geschieht zum einen dadurch, dass man viel trinkt. Um die Leber zu entlasten, also »kein weiteres Holz ins Feuer zu werfen«, werden zudem Bittersubstanzen verordnet, etwa Kurkuma, Mariendistel, Löwenzahn, Blutwurz, Lärchen- und Weihrauchrinde und -harz, Linsengerichte und Gemüse. Dagegen sollten Süßes, Zucker, Alkohol, Kartoffeln, Brot, Nudeln, Fett, fruktosereiche Früchte und verarbeitete Nahrungsmittel absolut gemieden werden. Nicht zuletzt garantieren Essenzen aus Heilpilzen, Mineralerde, vermahlene Edel- und Halbedelsteine und eine weite Palette an Heilkräutern in diesen Konzepten eine wunderbare Versorgung mit wertvollen Vitaminen, Vitalstoffen und antientzündlichen sekundären Pflanzenstoffen.

Und die Analogien führen noch weiter: Yoga-, Tai Chi, Qi Gong und »Meridian-Organ-Aktivierungen« sind essenzieller Bestandteil der Gesundheitspläne.

In dieser Analogie schließt sich der Kreis. Und landet bei speziellen Organ- und Muskel-Meridian- und KiD-Übungen – für eine rechtzeitige Vorbeugung und Gesundheitspflege.

Die Kraft der Nahrung

Das Konzept der Myoreflextherapie berücksichtigt für die effektive und nachhaltige Regulation von Schmerzzuständen, Rückenbeschwerden, Gelenkbeeinträchtigungen und muskulären Dysbalancen nicht nur den Zustand der Muskulatur, sondern auch den Energiestoffwechsel. Dank gezielter Ernährungsakzente werden weniger Behandlungen bei gleichzeitig längerer Wirksamkeit möglich.

In diesem Zusammenhang können unter Umständen auch Nahrungsergänzungsmittel zum Einsatz kommen. Denn Ernährungsgewohnheiten, die durch den häufigen Verzehr von Brot, Nudeln, Pizza, Süßigkeiten, Zucker und Kartoffeln gekennzeichnet sind, können genauso wie einseitig vegetarische Kost oder viel verarbeitetes Fleisch sehr häufig zu Mineralstoff- und Vitaminmangelzuständen führen.

Wenn Blutanalysen ergeben, dass der Wert bestimmter Vitalstoffe zu niedrig beziehungsweise diese nicht in ausreichendem Maße verfügbar sind, sollte das Defizit schnellstmöglich ausgeglichen werden. Dies gilt in besonderem Maße bei Vitamin D oder Vitamin B_{12} sowie dem Magnesium- und Zinkspiegel.

Die Vitamine D und B_{12} sowie Magnesium und Zink wirken gleichzeitig an über 200 lebenswichtigen Stoffwechselschritten miteinander. Insbesondere die Mitochondrien als Energiekraftwerke der Zelle sind auf die ausreichende Verfügbarkeit dieser Schlüsselsubstanzen angewiesen. Alle vier Substanzen sind darüber hinaus notwendig für die natürlichen Entgiftungsenzyme und helfen dem Organismus, oxidativen Stress und freie Radikale zu entsorgen. Ohne Vitamin D steigen zudem die Fettwerte, wichtige Hormone können nicht mehr produziert werden, die Energiegewinnung läuft aus dem Ruder, und das Immunsystem geht in die Knie.

In unserem modernen »Stresszeitalter« steigt der Bedarf dieser Substanzen. Bei weniger echtem Sonnenlicht aufgrund steigenden Sonnenschutzes sinkt der Vitamin-D-Spiegel auf erschreckend niedere Werte.[47] Bei Problemen im Verdauungstrakt können Zink und speziell das Vitamin B_{12} nicht mehr aufgenommen werden. Auch zu niedrige Verfügbarkeiten wertvoller Fette und Aminosäuren müssen nach exakter Analyse bei Bedarf zugeführt werden.

Allerdings ist eine isolierte, unkoordinierte Supplementation mithilfe entsprechender Nahrungsergänzungsmittel für den Organismus eher schädlich. Vitamine, Mineralstoffe, gesunde Fette, Aminosäuren, gesunde Zucker und sekundäre Pflanzenstoffe wirken wie in einem Orchester stets miteinander: Ohne das eine kann das andere häufig nicht aufgenommen oder verwertet werden. Künstliches Vitamin E zum Beispiel kann die natürlichen, lebendigen und dynamischen Formen des Vitamins E verdrängen und hemmen. Genauso können einseitig zu hohe Vitamin-C-Dosierungen unter bestimmten Bedingungen körpereigene antioxidative Schutzsysteme aushebeln. Im physiologischen Miteinander jedoch können sichere niedere Dosierungen ohne Nebenwirkungen zu hervorragenden Wirkungen führen.

Eine Kombination aus verschiedenen Vitaminen, Mineralstoffen, Spurenelementen, Antioxidanzien, Aminosäuren, Bioflavonoiden und sekundären Pflanzenstoffen verbessert die sogenannte Bioverfügbarkeit deutlich – dieser Begriff sagt aus, wie schnell und in welchem Umfang eine Substanz vom Körper aufgenommen wird und seine Wirksamkeit entfaltet.

Zudem können sich die Stoffe in ihrer Wirkung gegenseitig vervielfältigen.

Generell jedoch sollte bei entgleisten Stoffwechselzuständen die Ernährung die zentrale therapeutische Veränderung darstellen. Denn eine gezielte Stoffwechsel-Lern-Ernährung verhindert auf lange Sicht Mangelzustände zuverlässig.

Im Zuge der Nahrungsumstellung sollten schlechte Fette (Transfettsäuren, gehärtete Fette und langkettige gesättigte Fettsäuren) reduziert werden. Auch verarbeitetes Fleisch, Zuchtfleisch, Zuchtfisch und zu viel tierisches Eiweiß aus Kuhmilchprodukten sollten reduziert werden. Süßgetränke, zu viel Stärke, zu viel Fruchtzucker und kurzkettige leere Kohlenhydrate sind für die Gesundheit ebenfalls ungünstig.

Anstelle dieser Lebensmittel sollten vermehrt glukose- und fruktosearme Früchte, fettarmes Biofleisch vom Weiderind, Hähnchenbrust, Fisch aus Wildfang, Wildkräuter, Urgetreideformen wie Waldstaudenkorn, Emmer und Einkorn und Pseudogetreide wie Amaranth, Quinoa und Hirse, schwarzer Reis, Leinöl, Walnüsse, Pilze, Kokosfett, Gewürze, Ziegen- und Schafsmilchprodukte, Avocado, viel Gemüse und Salate in den Speiseplan eingebaut werden. Auf diesem Wege wird der Stoffwechsel dazu erzogen, sich an seine ursprünglichen Stärken zu erinnern. Sie schlafen besser – und die KiD-Übungen und Behandlungen der Myoreflextherapie gewinnen an Effektivität.

Um unseren Patienten die Ernährungsumstellung zu erleichtern, haben wir einen speziellen Stoffwechsel-Lernplan entwickelt (siehe Seite 245 ff.). In diesem »Glykoplan« finden Sie in verschiedenen Kategorien eine Liste von Lebensmitteln (gekennzeichnet mit einem Ampelsystem), die anzeigen, was man essen darf und worauf man lieber verzichten sollte. Wiederum liegt hier der Fokus auf der Reduzierung schlechter Kohlenhydrate, Fette, Allergene und Schadstoffe. Dafür werden viele Lebensmittel und Zutaten aufgeführt, mit denen wir uns etwas Gutes tun.

Der wichtigste Schritt bleibt aber, schlechte Kohlenhydrate und Zucker zu meiden. Bei Bedarf können essenzielle Ersatzkohlenhydrate wie D(+)Galaktose zugeführt werden. Mindestens acht Wochen, wenn nicht anders verordnet, auch über einen deutlich längeren Zeitraum nimmt man zwischen den Mahlzeiten zweimal täglich sechs Gramm Galaktose zu sich – als Pulver oder in warmer Flüssigkeit aufgelöst.

***

An dieser Stelle schließt sich für mich auch persönlich der Kreis: Als sich das Befinden unseres Vaters nämlich endlich besserte, vermutete einer der vielen Ärzte, die ihn behandelten: »Das war bestimmt auch deshalb möglich, weil Sie über all die Jahre genug Vitamin B zu sich genommen haben.« In der Tat hatte Pa konsequent jeden Tag frische Keimlinge gegessen. Und ganz sicher war die äußerst gesunde natürliche Ernährung eine essenzielle Grundlage für die tiefgreifenden nachhaltigen Regulationen, die wir miteinander erleben durften. Unser Vater hatte sich sein Lebtag lang mit unterschiedlichen hilfreichen Diäten befasst und diese mit Unterstützung unserer Mutter umgesetzt. In erster Linie stand über viele Jahre eine vegetarisch ausgerichtete Ernährung im Vordergrund. Die Strategien der Evers-Diät, bei der Nahrungsmittel so naturnah wie möglich verzehrt werden sollen und die daher reichlich Rohkost enthält, bildeten ebenfalls über Jahrzehnte einen Hauptpfeiler seines Ernährungskonzepts.

Komponenten der von tierischen Fetten freien Swank-Diät flankierten diese Leitlinien. Grüne Smoothies, frische Kräuter, Weizenkeimlinge und rohes Eigelb gehörten in unserer Familie schon seit den 1970er-Jahren zum kulinarischen Alltag und stellten eine ausreichende Versorgung mit B-Vitaminen, Vitamin K_2 und Vitamin E sicher. Walnüsse, Leinöl und andere Elemente der Johanna-Budwig-Kost erlebten wir als ganz natürlich und normal. Damit waren auch die physiologischen Fettsäureverteilungsmuster mit hohen Omega-3-Fettanteilen gewährleistet. Die Gabe von Selen, Coenzym Q10 und Vitamin C ergänzten die Ernährung. Das Wissen um die Bedeutung des Sonnenhormons Vitamin D für Patienten mit der Problematik MS berücksichtigte unser Vater mit dosierten Sonnenbädern – stets ohne Sonnenbrand.

Die Grundlage für Neues war auf mehreren Ebenen gelungen. Die weiteren Schritte waren gebahnt …

Der Glykoplan: Gesunde Ernährung nach dem Ampelprinzip

Zu Ihrer Orientierung haben wir mit unserem Glykoplan eine Tabelle zusammengestellt, aus der Sie schnell ersehen, welche Lebensmittel Sie bei angemessener Dosierung bedenkenlos verzehren können (☺), welche Sie in Maßen (😐) genießen können und auf welche Sie eher verzichten sollten (☹).

Bei manchen Lebensmitteln finden Sie die Anmerkung »nach vier Wochen« beziehungsweise »nach acht Wochen« erlaubt. Wenn der Organismus sich nach einer gewissen strengen ersten Phase erholt und umgestellt hat, rücken diese Lebensmittel wieder in den »grünen Bereich«.

Lebensmittel	**Wertung**	**Anmerkung**
Fisch		
Bachforelle	😐	
Heilbutt	😐	
Hering	😐	
Kabeljau	😐	
Makrele	😐	
Rotbarsch	😐	
Saibling	😐	
Sardine	😐	
Schellfisch	😐	
Scholle	😐	
Schwertfisch	😐	
Seezunge	😐	
Thunfisch	😐	frisch oder in eigenem Sud, nicht mit Öl
Wildlachs	😐	nur der Wildlachs enthält viele Omega-3-Fettsäuren, normaler Lachs enthält zu viele Omega-6-Fettsäuren
Zander	😐	
Fleisch und Wurstwaren		
Biofleisch	☺	auf die Menge achten
Büffelfleisch	☺	auf die Menge achten
Hähnchenbrust (ohne Haut; Bioqualität)	☺	
Hähnchenbrust mit Haut	☹	

Lebensmittel	**Wertung**	**Anmerkung**
Hähnchenschenkel	☹	
Lamm (Bioqualität)	😐	
Leberwurst	☹	
Rind (Rücken, Filet; Bioqualität)	☺	
Salami (Bioqualität)	☺	
Salami (keine Bio-Qualität)	☹	
Schinken	☹	
Schweinefleisch	☹	Hormone, Antibiotika
Truthahnbrust (ohne Haut; Bioqualität)	☺	
Wild (Rücken, Filet; Bioqualität)	😐	
Wild (freilaufend)	☺	
Gemüse, Salate, Sprossen und Hülsenfrüchte		
Artischocken	😐	max. 150 g
Auberginen	😐	max. 150 g
Bambussprossen	😐	max. 150 g
Bataviasalat	😐	
Blumenkohl	😐	
Brokkoli	😐	
Brunnenkresse	😐	
Chicorée	😐	

Lebensmittel	**Wertung**	**Anmerkung**
Chinakohl	😐	
Eichblattsalat	😐	
Eisbergsalat	😐	
Endivien	😐	
Feldsalat	😐	
Fenchel	😐	
grüne Bohnen	😐	bei Darmbeschwerden nur sehr lange gekocht
Gurken	😐	
Karotten	☺	max. 40 g/Tag
Kartoffeln, rot	☺	bis 14 Uhr
Kichererbsen	☺	bei Darmbeschwerden nur sehr lange gekocht, max. 50 g
Knoblauch	😐	
Kohl (alle Arten)	😐	
Kohlrabi	😐	
Kopfsalat	😐	
Kürbis	☺	max. 40 g
Lauch (Porree)	😐	
Linsen	😐	bei Darmbeschwerden nur sehr lange gekocht
Lollo rosso	😐	
Löwenzahn	😐	
Mais	☺	bis 12 Uhr
Mangold	😐	
Oliven	😐	

Lebensmittel	**Wertung**	**Anmerkung**
Paprika	😐	bei Darmbeschwerden nur gekocht
Pastinaken	🙂	max. 30 g
Portulak	😐	
Radicchio	😐	
Radieschen	😐	
Rettich	😐	
Römischer Salat	😐	
Rucola	😐	
Rucolasprossen	😐	
Sauerampfer	😐	
Sauerkraut	😐	
Sellerie	😐	
Sojasprossen	😐	
Spargel	😐	
Spinat	😐	
Süßkartoffeln	☹	starke Auswirkung auf den Blutzucker
Tomaten	😐	bei Darmbeschwerden nur gekocht
weiße Bohnen	🙂	bei Darmbeschwerden nur sehr lange gekocht, max. 50 g
Wirsing	😐	
Zucchini	😐	
Zuckerhut	😐	
Zwiebeln	😐	

Lebensmittel	**Wertung**	**Anmerkung**
Getreide und Getreideprodukte		
Amaranth	☺	bis 12 Uhr, max. 25 g
Basmatireis (Vollkorn)	☺	bis 12 Uhr
Basmatireis (weiß)	☹	
Braunhirse (wild)	😐	
Buchweizen	😐	bis 12 Uhr
Buchweizennudeln	☺	
Couscous (Buchweizen)	😐	
Couscous (Hirse)	😐	
Couscous (Weizen)	☹	belastet den Darm
Dinkel (Bioqualität)	☺	auf Sorte achten (Hildegard von Bingen)
Dinkelbrot	☺	bis 14 Uhr
Einkorn (Urdinkel)	☺	bis 40 g nach 8 Wochen
Emmermehl (Urweizen)	☺	bis 40 g nach 8 Wochen
Gerste	☹	
Guakernmehl	☺	
Haferbrot	☹	wegen Gluten
Haferflocken (kernige)	☺	max. 15 g
Hirse	☺	bis 12 Uhr
Johannisbrotmehl	☺	
Kamut	☺	
Kartoffelmehl	☺	
Kastanienmehl	☺	

Lebensmittel	**Wertung**	**Anmerkung**
Kokosmehl	😐	
Lupinenmehl	☹	starke Auswirkung auf den Blutzucker
Maismehl	☺	
Maisnudeln	☺	max. 50 g
Malz	☹	
Milchreis	☹	
Müsli	☹	
Nudeln (Weizen)	☹	
Quinoa	☺	bis 12 Uhr
Roggen	☹	stattdessen Urroggen (Waldstaudenkorn)
roter Reis	☺	bis 12 Uhr
schwarzer Reis	😐	
Sushi-Reis	☹	
Thai-Reis	☹	
Waldstaudenkorn (Urroggen)	☺	bis 40 g nach 8 Wochen
Weißbrot	☹	
weißer Reis	☹	
Weizen, Weizenprodukte	☹	
Wildreis	☺	
Kräuter und Gemüse		
Galgant	😐	
Ingwer	😐	

Lebensmittel	**Wertung**	**Anmerkung**
Meerrettich (frisch)	😐	
Senf	☺	Dijon, ohne Zucker
Senfpulver	😐	
Wasabi-Meerrettich	☺	
Wildkräuter	😐	
Zimt	😐	
Milch und Milchprodukte		
Alpkäse (alt)	😐	aus Bio-Kuhmilch
Bergkäse (alt)	😐	aus Bio-Kuhmilch
Bio-Eier	😐	
Joghurt (Ziege, Schaf)	😐	
Joghurt (Kuh)	☹	
Käse (Kuh)	☹	
laktosefreie Kuhmilch-produkte (Quark, Joghurt)	☺	
laktosefreie Kuhmilch-produkte (andere)	☹	
Milch (Schaf, Ziege)	😐	max. 100 g/Tag
Milch (Kuh)	☹	
Quark (Ziege, Schaf)	😐	max. 100 g/Tag
Quark (Kuh)	☹	
Schafskäse	😐	
Ziegenkäse	😐	

Lebensmittel	**Wertung**	**Anmerkung**
Nüsse und Samen		
Cashewnüsse	☹	meistens belastet
Erdnüsse	☹	Allergierisiko
Esskastanien/ Maronen	☺	max. 10 g
Hanfsamen	😐	geschält
Haselnüsse	☹	Allergierisiko
Kokosnuss	😐	bis 14 Uhr, max. 100 g
Leinsamen	😐	geschält
Macadamianüsse	😐	
Mandeln	😐	Bioqualität
Mohn	😐	
Paranüsse	😐	
Pistazien	😐	Bioqualität
Sesamsamen	😐	nicht geschält
Walnüsse	😐	
Obst		
Ananas	☺	bis 14 Uhr, max. 40 g
Apfel	☺	nach den ersten 8 Wochen Glykoplan-Ernährung erlaubt, falls keine Allergien vorliegen, bis 12 Uhr, max. 25 g
Aprikosen	☺	bis 14 Uhr, max. 40 g
Aroniabeeren	☺	bis 14 Uhr, max. 50 g
Avocado	😐	
Bananen	☹	zu viel Kohlenhydrate

Lebensmittel	**Wertung**	**Anmerkung**
Birne	☺	nach den ersten 8 Wochen Glykoplan-Ernährung erlaubt, falls keine Allergien vorliegen, bis 12 Uhr, max. 25 g
Brombeeren	😐	bis 14 Uhr, max. 50 g
Cranberry (getrocknet ohne Zucker)	☺	max. 10 g
Datteln	☺	1 pro Tag, vormittags
Erdbeeren	☺	bis 14 Uhr, max. 50 g, bei Allergien nach Absprache
Feigen	☹	zu viel Zucker
Gojibeeren (getrocknet)	☺	max. 10 g
Granatapfel	☺	max. 10 g
Grapefruit	😐	bis 14 Uhr, max. 50 g
Hagebutten	☹	zu viel Zucker, nur als Tee
Heidelbeeren	😐	bis 14 Uhr, max. 50 g
Himbeeren (rot, gelb)	😐	bis 14 Uhr, max. 50 g
Holunderbeeren	☺	max. 50 g
Honigmelone	☺	bis 14 Uhr, max. 30 g
Johannisbeeren (rot, schwarz, weiß)	😐	bis 14 Uhr, max. 50 g
Jostabeere	☺	
Kapstachelbeeren (getrocknet)	😐	
Kiwi	☺	je nach Allergierisiko, max. 40 g
Kirschen	☹	zu viel Fruktose
Limetten	☺	bis 14 Uhr, max. 30 g

Lebensmittel	**Wertung**	**Anmerkung**
Litschi	☹	zu viel Zucker
Mandarinen	☺	bis 14 Uhr, max. 30 g
Mango	☺	max. 30 g
Mango (getrocknet)	☺	in kleinen Mengen, da höherer Zuckeranteil als frisch
Maulbeeren (getrocknet)	😐	nach den ersten 8 Wochen, falls keine Allergien vorliegen, bis 14 Uhr
Mirabellen	☹	
Orangen	☺	
Papaya	😐	bis 14 Uhr, max. 50 g
Passionsfrucht/ Maracuja	☺	max. 40 g
Pfirsiche	☺	bis 14 Uhr, max. 40 g
Preiselbeeren (frisch)	😐	bis 14 Uhr, max. 50 g
Quitte (verarbeitet, Mus, Gelee)	☺	bis 10 Uhr
Rhabarber	😐	bis 14 Uhr, max. 50 g (wegen Harnsäure)
Sanddorn	😐	als Gewürz, max. 5 g
Stachelbeeren	😐	bis 14 Uhr, max. 50 g
Wassermelone	☹	zu viel Zucker
Weintrauben	☹	zu viel Zucker
Zitrone	😐	bis 14 Uhr, max. 30 g
Öle und Fette		
Arganöl	☺	
Avocadoöl	😐	

Lebensmittel	**Wertung**	**Anmerkung**
Butter	☺	nach den ersten 4 Wochen
Erdnussöl	☹	zu viel Omega-6
Ghee-Butter	😐	zum Anbraten
Hanföl	😐	
Kokosöl/Kokosfett	😐	zum Anbraten
Kürbiskernöl	☺	
Leinöl	😐	
Leinsamenöl	😐	
Macadamianussöl	😐	
Mandelöl	😐	
Margarine	☹	ungesunde Fette
Olivenöl	😐	
Rapsöl	😐	
Sahne	☺	nach den ersten 4 Wochen
Sesamöl	😐	
Sonnenblumenöl	☺	zu viel Omega-6-Fettsäuren (einmal pro Woche erlaubt)
Walnussöl	😐	
Pilze (generell auf Herkunft achten, am besten aus kultiviertem Anbau, frisch oder getrocknet, auch Pulver, nicht aus dem Glas)		
Austernpilze	😐	
Champignons	😐	
Morcheln	😐	
Mu-Err	☺	
Pfifferlinge	😐	

Lebensmittel	**Wertung**	**Anmerkung**
Pilzmischung (tiefgekühlt)	☺	
Reishi-Pilz (Ganodernum lucidum)	😐	
Röhrling	😐	
Shiitake	☺	
Steinpilze	😐	
Stockschwämmchen	😐	
Süßungsmittel		
Agavendicksaft	☹	
Ahornsirup	☹	
Birnendicksaft	☹	
Erytrithol	☺	einmal in der Woche (zum Beispiel als Zuckerersatz beim Backen)
Galaktose	😐	25 g/Tag
Honig	☹	
Inulin	☺	einmal in der Woche (zum Beispiel als Zuckerersatz beim Backen), besser zu verstoffwechseln als Isomaltose/ Isomaltulose
Isomaltulose/ Isomaltose	☺	einmal in der Woche (zum Beispiel als Zuckerersatz beim Backen)
Kokosblütenzucker	☺	einmal in der Woche (zum Beispiel als Zuckerersatz beim Backen)
Mannose	😐	12 g/Tag

Lebensmittel	Wertung	Anmerkung
Ribose	😐	12 g/Tag
Rohrzucker	☹	
Stevia-Produkte	☹	nur in Absprache mit dem Behandler
Süßstoff	☹	krebserregend
Tagatose	😐	3 g/Tag
Xylit/Xylitol (Birken-zucker)	☺	einmal in der Woche (zum Beispiel als Zuckerersatz beim Backen), besser auf Xylose ausweichen
Xylose	😐	6 g/Tag
Zucker (weiß)	☹	
Getränke		
Apfelsaft	☹	Insulinspiegel steigt zu schnell an
Bier	☹	zu viel Kohlenhydrate
Brottrunk	☺	bis 12 Uhr, max. 1 Glas/Tag
Cola	☹	
Cranberrysaft (Muttersaft)	☺	max. 30 g
Energiegetränke	☹	
Espresso	😐	
Früchtetee	☺	in Maßen, kann zu Übersäuerung führen
Fruchtnektar	☹	
Fruchtsaft (Beere, Grapefruit), frisch gepresst	☺	bis 11 Uhr

Lebensmittel	**Wertung**	**Anmerkung**
Fruchtsaft (andere), frisch gepresst (nach 14 Uhr)	☹	
Fruchtsaftkonzentrate	☹	
Haferdrink	😐	
Kaffee	😐	wenn süß, dann mit Galaktose, keine Kuhmilch
Kakaopulver	😐	reine Kakaobohne
Limonaden	☹	
Kokosnusswasser	😐	1 Glas/Tag
Kräutertee	😐	
Mandeldrink	😐	
Matetee	☺	auf Qualität achten
Orangensaft	☹	
Reisdrink	☺	
Rotwein	☺	trocken, beste Qualität, max. 0,1 l/Tag
Sanddornsaft	☺	
Softdrinks	☹	
Spirituosen	☹	
Sportgetränke	☹	
Tee (schwarz, grün, weiß)	😐	
Wasser	😐	
Weißwein	☺	trocken, gute Qualität, max. 0,1 Liter (verursacht größere Übersäuerung als Rotwein)

Lebensmittel	**Wertung**	**Anmerkung**
Sonstiges		
Agar-Agar	😐	
Algen	😐	
Balsamicoessig	☺	ohne Zucker
Chips	☹	
Dinkelgras	😐	
Erdmandelflocken	😐	
Essig	☺	ohne Zucker, ohne Geschmacksverstärker
Fastfood (Hamburger, Pommes frites, Fertigpizza, Döner etc.)	☹	
frittierte Speisen	☹	
Gnocchi (Fertigprodukt)	☹	
Hafergras	😐	
Hefe	☺	
Hefeflocken	☺	
Kaugummi	☹	Süßstoffe
Kokosmilch (ohne Zucker)	😐	zum Kochen
Marmelade (selbstgemacht mit Agar-Agar, Galaktose)	😐	bis 20 g/Tag
Marmelade (fertig gekauft)	☹	
Pizza	☹	

Lebensmittel	**Wertung**	**Anmerkung**
Schokocreme	☹	
Schokolade (ab 90 % Kakaoanteil)	☺	
Schokolade (weniger als 90 % Kakaoanteil, Vollmilch etc.)	☹	
Sojaprodukte (fermentiert, Sprossen)	☺	nur mäßig
Sojaprodukte (nicht fermentiert)	☹	
Süßigkeiten	☹	
Tomatenmark	😐	ohne Zucker
Weizengras	😐	

ANHANG

DIE MERIDIANE

Nach der klassischen chinesischen Medizin sind Meridiane unsichtbare Leitbahnen, auf denen die subtile Lebensenergie Qi durch unseren Körper fließt. Sind wir gesund, fließt Qi frei und gleichmäßig und versorgt Körper und Geist mit Energie. Wird sein Fluss blockiert, können sich Schmerzen und Beschwerden bemerkbar machen – auf Dauer können wir sogar krank werden.

Die Meridiane finden ihre Entsprechung in den Muskelketten; sie sind eine andere Darstellung für kinetische Ketten und Vektorsysteme.

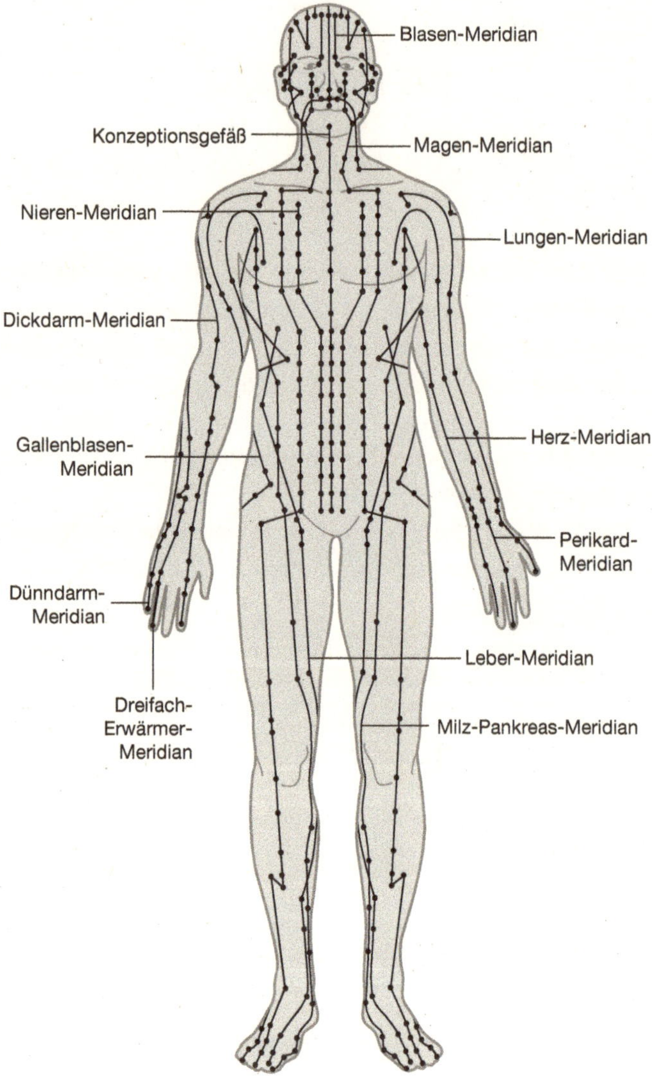
Blasen-Meridian
Konzeptionsgefäß
Magen-Meridian
Nieren-Meridian
Lungen-Meridian
Dickdarm-Meridian
Gallenblasen-Meridian
Herz-Meridian
Perikard-Meridian
Dünndarm-Meridian
Leber-Meridian
Dreifach-Erwärmer-Meridian
Milz-Pankreas-Meridian

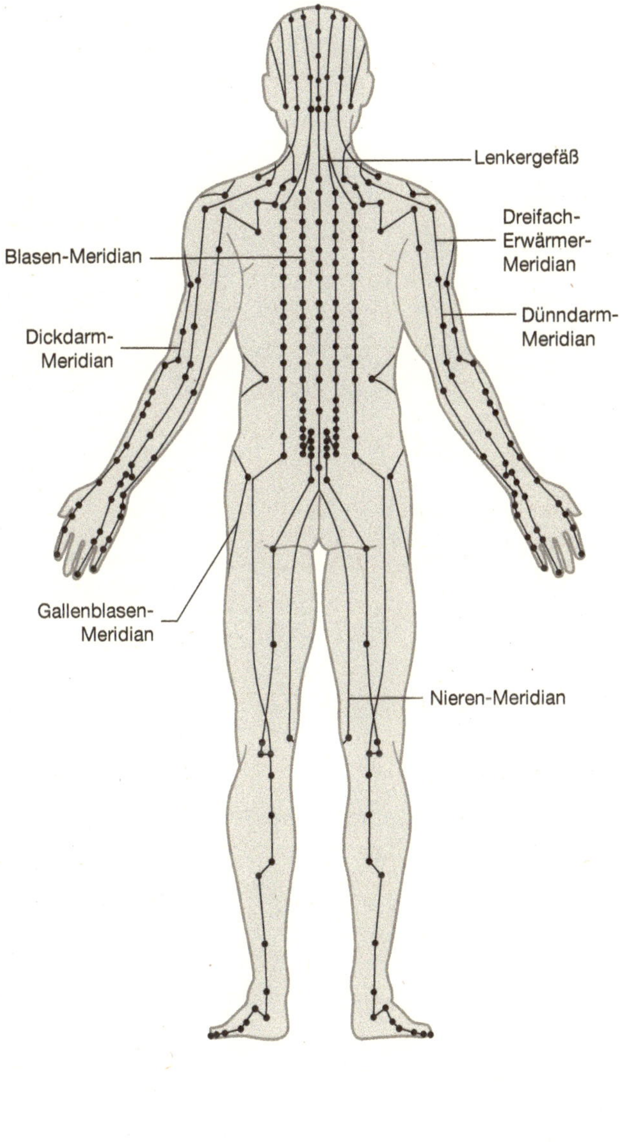
Lenkergefäß
Dreifach-
Erwärmer-
Meridian
Blasen-Meridian
Dünndarm-
Meridian
Dickdarm-
Meridian
Gallenblasen-
Meridian
Nieren-Meridian

DIE FÜNF ELEMENTE

Die klassische chinesische Medizin geht davon aus, dass sich alle Dinge in die fünf Elemente Holz, Feuer, Erde, Metall und Wasser gliedern lassen. Die Elemente sind keine realen Substanzen und nicht statisch, sondern ändern und wandeln sich ständig. Man bezeichnet sie auch als die »fünf Wandlungsphasen«, »fünf Tugenden« oder »fünf Beweger«.

Jedes Element steht in einer innigen Wechselbeziehung zu den anderen: Sie bringen sich gegenseitig hervor, kontrollieren und überwältigen sich, damit keines die Oberhand gewinnt. Wasser lässt die Pflanzen gedeihen, Holz wächst, das für Feuer benötigt wird. Dieses wiederum produziert Asche, welche die Erde anreichert. Die Erde erzeugt Metalle, die das Wasser bereichern. Damit weder Mangel noch Überfluss den Zyklus aus dem Gleichgewicht bringen, kontrollieren sich die Elemente gegenseitig (Kontrollzyklus): Wasser löscht Feuer, Feuer verformt Metall, das in Form einer Axt Holz zerstören kann. Holz entzieht der Erde Nährstoffe. Die Erde bremst das Wasser. Gerät das System aus dem Gleichgewicht, überschwemmt das Wasser die Erde, diese zerstört das Holz, das wiederum Metall stumpf macht. Das Metall überwältigt das Feuer, welches dann das Wasser verdampfen lässt ...

Im menschlichen Körper sind jedem Element einzelne Organe, Meridiane und Emotionen zugeordnet. Sind wir gesund, bedingen und regulieren sich die Organe gegenseitig, die Energie kann optimal fließen, wir sind psychisch ausgeglichen und körperlich beschwerdefrei. Ist das Gleichgewicht gestört, sollten entsprechende Maßnahmen getroffen werden, um die Elemente zu »erlösen« und diesen Zustand bestmöglich wiederherzustellen. KiD-Übungen können dabei helfen (siehe ab Seite 199).

Elemente und Zuordnungen auf einen Blick

Element	**Organ- und Sinnessysteme**	**Energiemeridian**	**Muskelmeridian**	**Emotion**
Wasser	Ohr, Gehirn	Niere, Blase	autochthone Rückenmuskulatur	Angst
Holz	Muskeln, Sehnen, Auge	Leber, Galle (Choleriker)	seitliche Muskelkette (»Generalstreifen«)	Wut und Zorn
Feuer	Herz, Dünndarm	Herz-Kreislauf, Dünndarm (Sanguiniker)	Beuger und Strecker von Arm, Hand, Schulter und Brustwirbelsäule	Aggression und Freude
Erde	Bindegewebe, Muskeln, Magen, Bauchspeicheldrüse	Magen, Milz, Pankreas	vordere Kette von den Bauchmuskeln über die Oberschenkelstrecker und Schienbeine	Besorgnis und Grübeln
Metall	Lunge, Atmung, Dickdarm	Lunge, Dickdarm	Beuger und Strecker von Arm, Hand, Schulter und Brustwirbelsäule	Melancholie und Depression

SERVICE

ZiT – Zentrum für interdisziplinäre Therapien

In einer alten Villa an der Oberen Laube in der Konstanzer Altstadt befindet sich das Zentrum für interdisziplinäre Therapien, kurz ZiT. Dieses Gebäude ist zugleich das Mutterhaus der Myoreflextherapie.

Unter der therapeutisch-medizinischen Leitung von Dr. Kurt Mosetter arbeiten hier Ärzte, Heilpraktiker und Physiotherapeuten Hand in Hand. Weitere ZiT-Praxen befinden sich in Gutach, Herrenberg und Köln. Eine Liste aller zertifizierten Myoreflextherapie-Praxen findet sich unter www.myoreflextherapie.de.

Im Mittelpunkt der therapeutischen Arbeit in all diesen Praxen stehen die Myoreflextherapie und die neuromuskuläre Schmerz- und Traumatherapie.

Schulungen und Ausbildungen

Unter der Gesamtleitung von Dr. Kurt Mosetter bietet das Ausbildungsinstitut Vesalius eine berufsbegleitende Myoreflextherapie-Ausbildung an.

Die Ausbildung erfolgt in Form von Wochenendseminaren; dabei sind 26 Kurstage über anderthalb Jahre verteilt.

Das Lehrangebot ist gegliedert in theoretischen und praktischen Unterricht. Es umfasst schwerpunktmäßig die Fachbereiche Anatomie des Muskelsystems und funktionelle Zusammenhänge des aktiven Bewegungsapparates sowie den wichtigen Bereich der Muskel- und Neurophysiologie, der die grundlegenden Mechanismen der Myoreflextherapie erklärt. Psychologische und psychotraumatologische Zusammenhänge der Myoreflextherapiebehandlung werden an Patienten mit Traumaerlebnissen, stressbedingten gesundheitlichen Problemen und lange bestehenden Schmerzschonhaltungen und so weiter thematisiert.

Website: www.myoreflex.de/info/seite/uebersichtsseite-ausbildung.html.

Kontakt und weitere Informationen

ZiT – Zentrum für interdisziplinäre Therapien
Obere Laube 44
78462 Konstanz
Tel.: +49 7531 991274
Fax: +49 7531 991275
info@myoreflex.de
www.myoreflextherapie.de

Bestelladresse für Galaktose und Nahrungsergänzungsmittel

www.falcento.de
Telefon: +49 7531 99 12 76
Fax: +49 7531 99 12 75
E-Mail: info@falcento.de

Werner Mosetter Stiftung

Die Werner Mosetter Stiftung engagiert sich für das Gemeinwohl im Bereich der Medizin und der Gesundheitsfürsorge. Über 25 Jahre medizinische Erfahrung, praktische Tätigkeit und lebendiger wissenschaftlicher Austausch haben Dr. med. Kurt Mosetter und Reiner Mosetter im Jahr 2010 veranlasst, die Werner Mosetter Stiftung zu gründen.

WERNER
MOSETTER
STIFTUNG

Sehr viele Krankheiten von Kindern und älteren Menschen sind nicht unumgänglich oder gar genetisch programmiert. Ein ursächlicher Blick auf Verhaltensauffälligkeiten und Entwicklungsverzögerungen von Kindern zeigt effiziente Regulationsfähigkeiten, die ihnen helfen, Entwicklungsschritte nachzuholen.

Die Logik der Therapie muss mindestens genauso gut sein wie die Logik des Problems. Die Werner Mosetter Stiftung will einen »Lebensbogen« spannen. Wege und Ziele sind hier funktionale, entwicklungsorientierte, dynamische Denk- und Arbeitsweisen (im Gegensatz zu nur strukturellen, fixierenden). Es geht um Prävention und um Re-generation (statt nur um De-generation), um Eigenaktivität und Autonomie der Betroffenen, um Patienten als Agenten ihrer Gesundheit.

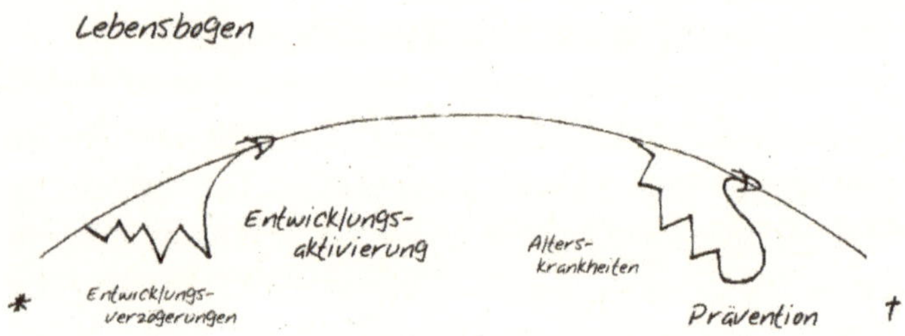

Die Werner Mosetter Stiftung arbeitet gemäß ihrer Satzung sowohl operativ als auch fördernd. Sie investiert ihr Budget zum einen in Projekte, die sie selbst konzipiert, initiiert und auch in der Umsetzung begleitet. Zum anderen fördert sie Projekte und Initiativen, die ihrer Satzung entsprechen und die sie für sinnvoll und seriös erachtet. Insbesondere auch Hilfsprojekte im In- und Ausland.

Helfen Sie mit!
Spendenkonto:
Werner Mosetter Stiftung
Bank für Sozialwirtschaft
BLZ: 700 205 00, Konto: 502 0092 000
IBAN: DE35 7002 0500 5020 0920 00
BIC: BFSWDE33MUE

Literatur

Haffelder, Günter: *Frühkindliche Traumatisierungen: EEG-spectralanalytische Diagnostik von geburtlichen Traumatisierungen*, Vesalius Verlag, Konstanz 2012

Mosetter, Kurt, und Reiner Mosetter: *Myoreflextherapie, Band 1: Einführung in Muskelfunktion und Schmerz*, Vesalius Verlag, Konstanz 2006

–, *Myoreflextherapie, Band 2: Regulation für Körper, Gehirn und Erleben*, Vesalius Verlag, Konstanz 2010

–, *Kraft in der Dehnung. Ein Praxisbuch bei Stress, Dauerbelastung und Trauma*, Patmos Verlag, Düsseldorf 2003?

–, *Schmerzen heilen mit der KiD-Methode*, Patmos Verlag, Düsseldorf 2008

Mosetter, Kurt, Reiner Mosetter und Wolfgang Fasser: *Hören im Gleichgewicht. Neue Horizonte bei Tinnitus und Beeinträchtigungen des Ohrs*, mit Hör-CD (Naturton-Aufnahmen von W. Tilgner), Vesalius Verlag, Konstanz 2011

Mosetter, Kurt, Detlef Pape und Anna Cavelius: *Die vier Kräfte der Selbstheilung*, Gräfe und Unzer Verlag, München 2012

Mosetter, Kurt, Anna Cavelius, Martina Kittler und Christa Schmedes: *Kindgerechte Ernährung bei ADHS*, Gräfe und Unzer Verlag, München 2013

Mosetter, Kurt, Wolfgang A. Simon, Thorsten Probost und Anna Cavelius: *Zucker. Der heimliche Killer*, Gräfe und Unzer Verlag, München 2013

Anmerkungen

1 Vgl. Schleip, R., Findley, T. W., Chaitow, L., und Huijing, P. A.: *Fascia. The Tensional Network of the Human Body, 1st Edition. The science and clinical applications in manual and movement therapy*, Churchill Livingstone/Elsevier, Edinburgh u. a. 2012, S. 77–79.

2 Vgl. auch Schmidt, W.: *Dicker Hals und kalte Füße. Was Redensarten über Körper und Seele verraten*, Gütersloher Verlagshaus, Gütersloh 2011.

3 Carragee, E. J., Alamin, T. F., Miller, J. L., und Carragee, J. M.: »Discographic, MRI and psychosocial determinants of low back pain disability and remission: a prospective study in subjects with benign persistent back pain«, *Spine* J 5(1) (2005), S. 24–35.

4 Vgl. Mosetter, K., und Mosetter, R.: *Myoreflextherapie*, Bd. 1: *Einführung in Muskelfunktion und Schmerz*, Vesalius Verlag, Konstanz 2006, S. 57 f.

5 Oeser, E., und Seitelberger, F.: *Gehirn, Bewusstsein und Erkenntnis*, WBG, Darmstadt 1995. Mosetter/Mosetter: *Myoreflextherapie*, a. a. O.

6 Fuchs, T.: *Leib, Raum, Person. Entwurf einer phänomenologischen Anthropologie*, Klett-Cotta Verlag, Stuttgart 2000.

7 Vgl. ebenda.

8 Vgl. ebenda.

9 Vgl. Mosetter, K., und Mosetter, R.: *Schmerzen heilen mit der KiD-Methode. Der achtsame Umgang mit dem eigenen Körper*, Patmos Verlag, Düsseldorf 2008b, S. 48.

10 Vgl. Bergsmann, O., und Bergsmann, R.: *Projektionssymptome. Reflektorische Krankheitszeichen als Grundlage für holistische Diagnose und Therapie*, Facultas Verlag, Wien 1997, S. 129 ff.

11 Schleip, R.: »Die Bedeutung der Faszien in der manuellen Therapie«, *Deutsche Zeitschrift für Osteopathie* 1 (2004), S. 10–16.

12 Vgl. Bergsmann/Bergsmann, a. a. O., S. 78.

13 Vgl. Swaab, D.: *Wir sind unser Gehirn. Wie wir denken, leiden und lieben,* Droemer Verlag, München 2011.

14 Avicenna: *Liber de anima seu sextus de naturalibus. Das sechste Buch über die Seele,* zitiert nach: Heller-Roazen, D.: *Der innere Sinn. Archäologie eines Gefühls,* S. Fischer Verlag, Frankfurt a. M. 2012, S. 278 f.

15 Noë, A.: *Du bist nicht dein Gehirn. Eine radikale Philosophie des Bewusstseins,* Piper Verlag, München 2010.

16 Vgl. Merleau-Ponty, M.: *Phänomenologie der Wahrnehmung,* De Gruyter Verlag, Berlin 1966.

17 Vgl. Mosetter, K., und Mosetter, R.: »Der Körper in seiner Umwelt – eine dialektische Einheit«, *Zeitschrift für Psychotraumatologie und Psychologische Medizin* 3 (2006), S. 59–71. Dies.: »Perspektiven der Biologie des Menschen«, *Zeitschrift für Psychotraumatologie, Psychotherapiewissenschaft und Psychologische Medizin* 4 (2008), S. 29–42.

18 Vgl. Brooks, J. C.; Zambreanu, L., Godinez, A., Craig, A. D., und Tracey, I.: »Somatotopic organisation of the human insula to painful heat studied with high resolution functional imaging«, *Neuroimage* 27 (1) (2005), S. 201–209.

19 Vgl. Graziano, M. S., Taylor, C. S., Moore, T., und Cooke, D. F.: »The cortical control of movement revisited«, *Neuron* 36 (3) (2002a), S. 349–362. Graziano, M. S. A., Taylor, C. S. R., und Moore, T.: »Complex Movements Evoked by Microstimulation of Precentral Cortex«, *Neuron* 34 (2002b), S. 841–851.

20 Vgl. Massen, C.: »Körperbild: Du gehörst mir«, *Gehirn & Geist* 7 (2012), S. 64–69.

21 Vgl. Brooks, J. C., Zambreanu, L., Godinez, A., Craig, A. D., und Tracey, I.: »Somatotopic organisation of the human insula to painful heat studied with high resolution functional imaging«, *Neuroimage* 27 (1) (2005), S. 201–209. Craig, A. D.: »How do you feel? Interoception: the sense of the physiological condition of the body«, *Nature Reviews Neuroscience* 3(8) (2002), S. 655–666. Ders.: »Interoception: the sense of the physiological condition of the body«, *Current Opinion in Neurobiology* 13(4) (2003a), S. 500–505. Ders.: »A new view of pain as a homeostatic emotion«, *Trends in Neurosciences* 26 (6) (2003b), S. 303–

307. Ders.: »How do you feel now? The anterior insula and human awareness«, *Nature Reviews Neuroscience* 10 (1) (2009), S. 59–70. Lumb, B. M.: »Inescapable and escapable pain is represented in distinct hypothalamic-midbrain circuits: specific roles for Adelta- and C-nociceptors«, *Experimental Physiology* 87 (2) (2002), S. 281–286. Solms, M.: »Schmerz: Eine neuro-psychoanalytische Perspektive«, *Psychotherapie Forum* 13 (2005), S. 143–145.

22 Vgl. Noë: *Du bist nicht dein Gehirn,* a. a. O.

23 Vgl. Miles, L. K., Nind, L. K., und Macrae, C. N.: »Moving Through Time«, *Psychological Science* 21 (2) (2010), S. 222–223. Mosetter, K., und Mosetter, R.: »Trauma und Körper-Veränderungen«, *Zeitschrift für Psychotraumatologie, Psychotherapiewissenschaft und Psychologische Medizin* 2 (2012), S. 61–72.

24 Vgl. Mosetter, K., und Mosetter, R.: »Dialektische Neuromuskuläre Traumatherapie«, *Zeitschrift für Psychotraumatologie und Psychologische Medizin* 2 (2005), S. 31–45. Dies.: »Traumatische Belastungen: Der Körper als Bühne und szenische Macht«, *Zeitschrift für Psychotraumatologie und Psychologische Medizin* 1 (2008), S. 8–24. Dies.: *Myoreflextherapie,* Bd. 2: *Regulation für Körper, Gehirn und Erleben,* Vesalius Verlag Konstanz 2010.

25 Northoff, G.: *Neuropsychiatrische Phänomene und das Leib-Seele-Problem. Qualia im Knotenpunkt zwischen Gehirn und Subjekt,* Die Blaue Eule Verlag, Essen 1995.

26 Vgl. Fischer, G., Barwinski, R., Eichenberg, C., Fischer, A., Mosetter K., und Mosetter R.: »Zur Biosemiotik unterbrochener kommunikativer Handlungen – auf dem Weg zu einer psychotraumatologisch fundierten Psychosomatik«, *Zeitschrift für Psychotraumatologie und Psychologische Medizin* 2 (2008), S. 9–24. Mosetter, K., und Mosetter, R.: »Trauma und Körper-Veränderungen«, *Zeitschrift für Psychotraumatologie, Psychotherapiewissenschaft und Psychologische Medizin* 2 (2012), S. 61–72.

27 Vgl. Uexküll, T. v., und Wesiack, W.: »Wissenschaftstheorie. Ein bio-psycho-soziales Modell«, in: Uexküll, T. v., Adler, H., Hermann, J. M., Köhle, K., Schonecke, O. W., und Wesiack, W. (Hrsg.): *Psychosomati-*

sche Medizin, Urban & Schwarzenberg, München, Wien, Baltimore 1996, S. 13–51.

28 Vgl. Uexküll, T. v., Fuchs, M., Müller-Braunschweig, H., und Johnen, R. (Hrsg.): *Subjektive Anatomie. Theorie und Praxis körperbezogener Psychotherapie,* Schattauer Verlag, Stuttgart, New York 1997.

29 Buber, M.: *Ich und Du,* Nachwort von Bernhard Casper, Reclam, Stuttgart 1995. Vgl. Emrich, H. M.: »Vom Sinn der Depression«, *Journal für Philosophie & Psychiatrie* 1 (2009).

30 Vgl. Uexküll, T. v., Fuchs, M., Müller-Braunschweig, H., und Johnen, R. (Hrsg.): *Subjektive Anatomie. Theorie und Praxis körperbezogener Psychotherapie,* Schattauer Verlag, Stuttgart, New York 1997.

31 Vgl. Vogeley, K., Fuchs, T., und Heinze, M. (Hrsg.): *Psyche zwischen Natur und Kultur,* Pabst/Parodos Verlag, Berlin 2008.

32 Vgl. Jonas, D. F., und Jonas, A. D.: *Signale der Urzeit. Archaische Mechanismen in der Medizin und Psychologie,* Huttenscher Verlag, Würzburg 2008.

33 Vgl. Fuchs, T.: *Psychopathologie von Leib und Raum. Phänomenologisch-empirische Untersuchungen zu depressiven und paranoiden Erkrankungen,* Steinkopf Verlag, Darmstadt 2000. Ders.: *Das Gehirn – ein Beziehungsorgan. Eine phänomenologisch-ökologische Konzeption,* Kohlhammer Verlag, Stuttgart 2008.

34 Vgl. Katz, D.: *Zur Psychologie des Amputierten und seiner Prothese,* Beihefte zur *Zeitschrift für angewandte Psychologie,* Barth, Leipzig 1921. Waldenfels, B.: *Das leibliche Selbst. Vorlesungen zur Phänomenologie des Leibes,* Suhrkamp Verlag, Frankfurt a. M. 2000.

35 Vgl. Merleau-Ponty, M.: *Phänomenologie der Wahrnehmung,* De Gruyter Verlag, Berlin 1966.

36 Vgl. Friedrich, M. J.: »Insulin effects weigh heavy on the brain«, *Journal of the American Medical Association (JAMA)* 296 (14) (2006), S. 1717–1718. Watson, G. S., und Craft, S.: »Insulin resistance, inflammation, and cognition in Alzheimer's Disease: lessons for multiple sclerosis«, *Journal of the Neurological Sciences* 245 (1–2) (2006), S. 21–33.

37 Vgl. Hinghofer-Szalkay, H.: http://user.medunigraz.at/helmut.hinghofer-szalkay/XVIII.6.htm.

38 Vgl. McEwen, B.: »Endocrine Effects on the brain and their Relationship to Behaviour«, in: Siegel, G. J., u. a. (Hrsg.): *Basic Neurochemistry*, Elsevier, Amsterdam 2006, S. 843–858. Mosetter, K.: »Chronischer Stress auf der Ebene der Molekularbiologie und Neurobiochemie«, in: Fischer, G., und Schay, P. (Hrsg.): *Psychodynamische Psycho- und Traumatherapie. Konzepte – Praxis – Perspektiven*, VS Verlag für Sozialwissenschaften, Wiesbaden 2008, S. 77–98.

39 Vgl. Mann, J. J., Currier, D., Quiroz, J. A., und Manji, H. K.: »Neurobiology of Severe Mood and Anxiety«, in: Siegel u. a. (Hrsg.): *Basic Neurochemistry*, a. a. O., S. 887–910.

40 Vgl. Witte, A. V., Fobker, M., Gellner, R., Knecht, S., und Floel, A.: »Caloric restriction improves memory in elderly humans«, *Proceedings of the National Academy of Sciences of the United States of America (PNAS)*, 106 (4) (2009), S. 1255–1260.

41 Vgl. Tegtmeyer, L. C., Marquardt, T., u. a.: »Multiple phenotypes in phosphoglucomutase 1 deficiency, *The New England Journal of Medicine* 370 (6) (2014), S. 533–542.

42 Vgl. Heine, H.: »Das System der Grundregulation als physiologische Basis der Ganzheitsmedizin«, in: Stacher, A., und Marktl, W. (Hrsg.): *Ganzheitsmedizin in der Zukunft. Bericht des 1. Zukunftssymposiums der Wiener Internationalen Akademie für Ganzheitsmedizin, 17.–18. November 2000*, Facultas Verlag, Wien 2001, S. 30–44.

43 Vgl. Mosetter, K., Simon, W. A., Probost, T., und Cavelius, A.: *Zucker. Der heimliche Killer*, Gräfe und Unzer Verlag, München 2013.

44 Vgl. Paul, S.: *PaläoPower: Das Wissen der Evolution nutzen für Ernährung, Gesundheit und Genuss*, Verlag C. H. Beck, München 2012.

45 Vgl. ebenda.

46 Müller, D. G., und Schleip, R.: »Faszien-Fitness: Faszien-orientiertes Training für Sport, Gymnastik und Bewegungstherapie«, *Terra Rosa e-magazine* 7 (2011), S. 1–11, http://de.scribd.com/doc/52170144/Terra-Rosa-eMagazine-Issue-7#scribd.

47 Vgl. Spitz, J.: *Superhormon Vitamin D*, Gräfe und Unzer Verlag, München 2011.

Register